Anne Fogarty

Das kleine Buch für die gut gekleidete Ehefrau

Eden
BOOKS

Übersetzt von Tara Christopeit

Die amerikanische Modedesignerin Anne Fogarty (1919-1980) schrieb *Das kleine Buch für die gut gekleidete Ehefrau* im Jahr 1959. Sie wurde für ihr Werk vielfach ausgezeichnet, u.A. mit dem Coty American Fashion Critics Award und dem Neiman Marcus Award. Ihre Designs werden im Kostüminstitut des Metropolitan Museum of Art in New York ausgestellt.

First published in 1959
This edition first published by V&A Publishing, 2011
V&A Publishing
Victoria and Albert Museum
South Kensington / London SW7 2RL
www.vandapublishing.com
Titel der Originalausgabe: The Art of Being a Well Dressed Wife

Schwarz-Weiß-Fotografien: John French © V&A Images
Design: here |www.heredesign.co.uk

Anne Fogarty
Das kleine Buch für die gut gekleidete Ehefrau
ISBN 978-3-959100-76-2

Eden Books
Ein Verlag der Edel Germany GmbH

Edel Germany GmbH, Neumühlen 17, 22763 Hamburg
www.edenbooks.de | www.facebook.com/EdenBooksBerlin |
www.edel.com
1. Auflage 2016

Übersetzung: Tara Christopeit
Lektorat: Christine Kamp
Projektkoordination: Nina Schumacher
Layout, Satz und Umschlaggestaltung: Eden & Höflich |
www.edenundhoeflich.de

Druck und Bindung: optimal media GmbH,
Glienholzweg 7, 17207 Röbel / Müritz

Printed in Germany

Inhalt

1. KAPITEL

Die gut gekleidete Ehefrau

»Wenn Sie sie lieben, schmücken Sie sie. Das ist das Geheimnis einer glücklichen Ehe.«

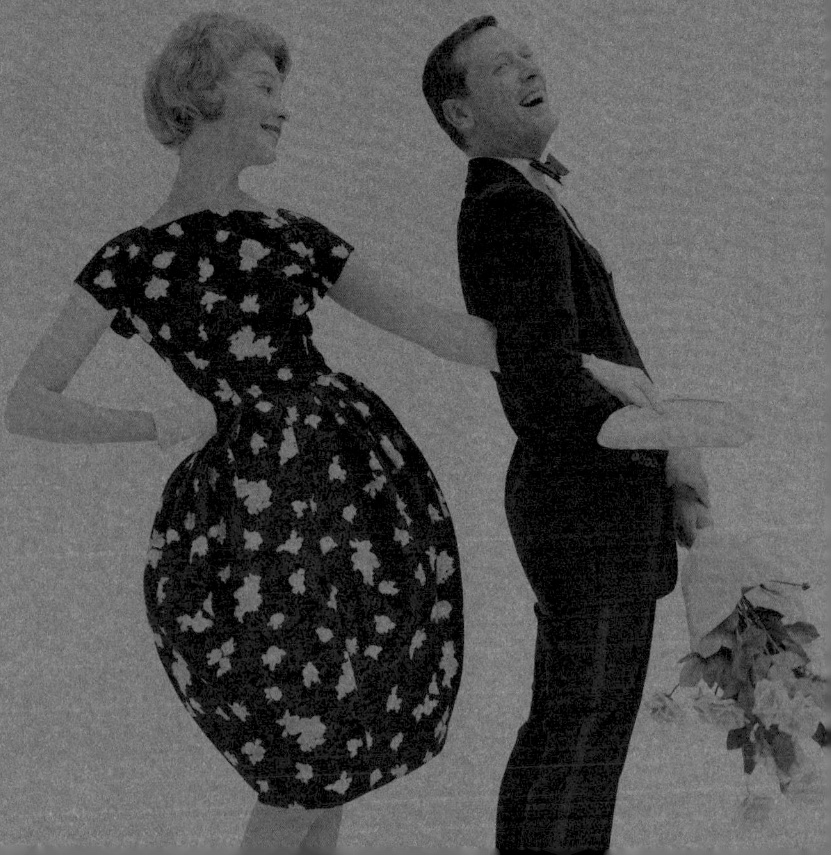

LIEBE EHEMÄNNER: *Wenn Sie sie lieben, schmücken Sie sie. Das ist das Geheimnis einer glücklichen Ehe.*

EINE GUT GEKLEIDETE EHEFRAU ZU SEIN, IST VIELES:

Eine Kunst.

Eine Wissenschaft.

Ein Liebesdienst.

Ein Mittel zum Selbstausdruck.

Und vor allem: ein entscheidender Faktor einer glücklichen Ehe.

Die Kunst, eine gut gekleidete Ehefrau zu sein, beginnt traditionell beim Ring an Ihrem dritten Finger, linke Hand. Ab diesem Punkt entscheiden Sie, wie Sie Ihre veränderte Rolle in der Gesellschaft interpretieren. Welche Kleidung und wie Sie sie tragen, ist Ausdruck Ihrer Einstellung zum Leben allgemein und Ihrer besonderen Einstellung zum Leben als Ehefrau.

Dieses Buch ist für alle verheirateten Frauen. Die Bräute, die sich noch den Reis aus dem Haar streichen, und die erfahrene Haus- und Karrierefrau, die ihre Garderobe neu bewertet. Alter spielt keine Rolle. Wenn Sie alt genug sind, einen Ehemann zu haben, und jung genug, um seine Bewunderung zu wollen, sind Sie eine Kandidatin, eine gut gekleidete Ehefrau zu sein und alle dazugehörigen Vorteile einzuheimsen.

Die unverheiratete Frau kann sich wie ein Chamäleon immer wieder nach Lust und Laune verändern, ein neuer Job, ein neuer Verehrer, doch die Ehefrau hat etwas Besseres gefunden. Sie teilt ihre gemütliche Ecke mit dem entsprechenden Mann. Nun muss sie nur noch entscheiden, wie sie ihre Rolle am geschicktesten in Szene setzt und wie sie sich in Bezug auf ihr Zuhause, ihren Ehemann, ihre Arbeit (wenn sie eine hat), ihre Freundinnen und ihre Geschäftspartner definiert.

Ich bin seit 16 Jahren verheiratet und obwohl ich in dieser Zeit an meiner Karriere gearbeitet habe, sehe ich mich selbst in

Es steht schlecht um Sie, wenn Ihr Ehemann abends nach Hause kommt und seine Augen nur aufleuchten, weil er das Abendessen riecht.

erster Linie als Ehefrau. Ich habe mich in meiner Karriere als Designerin vielleicht bewusster mit Kleidung und ihrer unterschwelligen Bedeutung auseinandergesetzt als Frauen mit anderen beruflichen Interessen. Doch trotz all des Drucks der Modewelt und der Sorgen darüber, wo die Taille in der *nächsten* Saison sitzen sollte, hat sich in mir ein zeitloses Prinzip etabliert.

Das erste Prinzip für gut gekleidete Ehefrauen ist komplette Weiblichkeit – die Kleidung soll *schmücken*, nicht bloß bedecken.

Die größte Gefahr, die sich einer gut gekleideten Ehefrau in den Weg stellt, ist der Triumphschrei: »Ich bin verheiratet! Die Schlacht ist gewonnen!«

John Paul Jones hat darauf die Antwort: »Der Kampf hat noch nicht einmal begonnen.«

Der Ehering ist nur der Anfang. Es steht schlecht um Sie, wenn Ihr Ehemann abends nach Hause kommt und seine Augen nur aufleuchten, weil er das Abendessen riecht.

Die meisten Männer behaupten, Mode gegenüber gleichgültig zu sein oder sogar Angst vor ihr zu haben. Sie sinnieren problemlos über das All, überqueren das Packeis über- und unterirdisch und wagen sich selbst in den dunklen Keller, aus dem Sie Geräusche vermuten – doch bei den Wörtern »Mode« und »Shoppingtrip« werden sie blass und schaudern.

Fragen Sie mich nicht, warum das so ist. Vielleicht geht es auf Adam und Eva zurück. Vielleicht hat Freud die Antwort. Ganz gewiss ist: Egal, wie sehr Ihr Ehemann bei Mode die Nase rümpft, wie viele Male er unverständlich nuscheln wird, wenn Sie ihn um Rat fragen, versteht er Sie doch. Er wird instinktiv auf jede Facette reagieren, ob Sie Gastgeberin, Mädchen für alles oder die umwerfende Kreatur sind, auf dem Sofa eingerollt mit einem Mitternachtssnack für zwei.

So wie das Eheleben selbst ist es ziemlich einfach, eine gut gekleidete Ehefrau zu sein. Sie brauchen dafür ein aufrichtiges Verständnis von sich selbst, eine gesunde Einstellung zu Ihrer neuen Verantwortung, die Bereitschaft, aus der Erfahrung zu lernen, und eine heitere Lebensfreude.

Müsste ich mein Denken über Kleidung in einem Wort zusammenfassen, wäre es wohl **DISZIPLIN** – des Geists, des Körpers und der Emotionen.

DISZIPLIN macht aus Ihnen die Frau, die Sie sein möchten, und kein Mischmasch aus den Ideen der anderen, ohne Rücksicht auf Ihre Farbgebung und Proportionen. Modeideen sollen kopiert und geliehen werden – aber vorsichtig. Es ist in etwa so, als ob man sich Kleider, die man nicht einmal in den kühnsten Träumen anhätte, von jemandem ausleiht, dessen Aussehen man bewundert, aber dessen Stil nicht unterschiedlicher von Ihrem sein könnte.

DISZIPLIN zeigt sich als deutliches Bild Ihrer persönlichen Identität. Ein deutliches Bild einzukleiden, ist leichter, als eine verwischte Illusion. Sie sind Sie. Sie sind nicht das Model auf dem Foto oder das Mädchen neben Ihnen im Aufzug oder eine Frau am Nachbartisch im Restaurant. Was sie tragen, könnte den Verkehr zum Erliegen bringen, doch bevor Sie den Effekt nachahmen, sollten Sie sicher sein, dass es zu Ihnen passt.

DISZIPLIN ist das Geheimnis einer gepflegten Erscheinung, gepflegter Kleidung, eines gut organisierten Haushalts und des scheinbar mühelosen Erfolgs einer Ehe.

DISZIPLIN hält Sie davon ab, einen Mantel zu kaufen, der Ihnen nicht steht, bloß weil er ein Schnäppchen ist.

DISZIPLIN hält Sie davon ab, sich vorzumachen, dass sein Saum gerade ist, wenn Sie zu faul sind, ihn zu richten.

DISZIPLIN macht Sie detailverliebt, was Sie davor bewahrt, ungebremst in eine Monsterkatastrophe zu rauschen.

Disziplin ist allerdings nicht mit Härte oder Berechnung zu verwechseln. Wenn Sie genau hinsehen, werden Sie entdecken, dass die bezauberndsten, lässigsten Frauen die sind, die genau wissen, warum sie was tun. Wie ein vom Winde zerzaustes Naturkind auszusehen, kann zeitraubender und aufwendiger sein, als sich makellos herauszuputzen. Doch Selbstdisziplin wird Ihnen dabei helfen, Zeit und Mühe in den natürlichen Look zu investieren.

Dieses Buch wird viele Aspekte der gut gekleideten Ehefrau behandeln, doch vorab einige meiner Lieblingstheorien zum Thema:

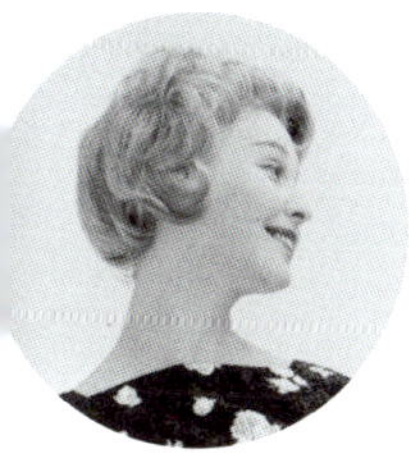

Eine allgemeine Anleitung für gut gekleidete Ehefrauen

1. Misten Sie Ihre Garderobe aus

Seien Sie gnadenlos. Ist ein Teil aus der Mode, kratzt oder ist unbequem oder macht Sie blass? Weg damit!

Sie haben keinen Dachboden aus Zedernholz oder unbegrenzt Platz im Schrank? Dann sollten Sie nichts horten, das vielleicht eines Tages wieder in Mode kommt, das Ihnen mit einer anderen Frisur oder neuen Accessoires stehen würde, sentimentalen Wert und die dazugehörigen Tränenflecken hat oder das Sie nur noch im Matsch oder im Haus tragen können.

Nichts zerstört ein Outfit so wie von der Zeit gezeichnete Schuhe.

Mode ist jetzt. Schauen Sie nicht zurück. Schauen Sie nicht weiter in die Zukunft als die jetzige Saison. Heben Sie kein Kleid auf, das Ihnen letzten Sommer Pfiffe eingeheimst hat. Aus diesen Pfiffen könnten Ächzer werden. Kaufen Sie nichts am Ende einer Saison, um es im nächsten Jahr zu tragen. Schlussverkauf-Schnäppchen könnten für Sie nach hinten losgehen.

Vielleicht denken Sie rührselig an eine Kleinigkeit, die Ihr Ehemann zu einer besonderen Gelegenheit bewundert hat, und wollen sie *für immer* behalten, aber in der Mode kann *immer* von kurzer Dauer sein und plötzlich ist sie passé.

Nachdem Sie sich von Krempel und Plunder befreit haben, erstrahlen Ihre wirklichen Schätze. Ein aufgeräumter Kleiderschrank gibt Ihnen brauchbare Kenntnis und komplette Kontrolle über Ihren Bestand. Unendlich viele aneinander-gequetschte Kleiderbügel sind nicht nur verwirrend, sondern auch schlecht für die Kleidung. In Ihrer Verwirrung nehmen Sie den einfachen Ausweg und ziehen immer dieselben vier Teile an, statt sich durchs große Unbekannte zu pflügen. Es ist besser, wenige und dafür tragbare Kleidungsstücke zu haben, die Sie mit Accessoires, Schuhen und Handschuhen kombinieren können. Gut durchdachte Outfits bedürfen einer sehr guten Kenntnis all Ihrer Kleider.

2. Die Hochzeit spart viel Geld

Ich meine damit tatsächlich Münzen und Scheine. Heben Sie Ihre abgelegten Dinge auf und wenn Sie keine lieben Schwestern, Cousinen oder Nichten haben, denen Sie Ihre Sachen vermachen können, haben Sie die Wahl, sie an einen Secondhandladen für schicke Kleidung, die es jetzt in vielen großen Städten gibt, oder an eine gemeinnützige Organisation zu geben.

3. Raus mit den alten Schuhen

Alte Soldaten geraten in Vergessenheit; bei alten Garbo-Filmen müssen Sie weinen – aber alte Schuhe sind nur gut, um sie hinten an ein Hochzeitsauto zu binden oder den Kindern zum Verkleiden zu geben. Nichts zerstört ein Outfit so wie von der Zeit gezeichnete Schuhe, die offensichtlich nicht mehr in Mode sind. Absatzformen und Schuhspitze verändern sich schleichend von Saison zu Saison, doch wenn Sie ein drei Jahre altes Paar aus dem Beutel ziehen, ist die Veränderung allzu deutlich.

Da es Schuhe in so vielen Farben, Stoffen und Designs gibt, sollten Sie nicht in Hinblick auf Dauerhaftigkeit kaufen. Ausnahmen sind Sportschuhe wie Golfschuhe, Turnschuhe und Mokassins, die eine Menge aushalten.

Ich habe immer mehr Schuhe als Kleider, da sie unterschiedlichen Outfits neues Leben einhauchen. Ich bin erbarmungslos mit meinen Schuhen. Wenn sie nicht mehr modern sind, wandern sie ziemlich schnell in den Eimer. Noch tragbare Schuhe, die nicht mehr angemessen sind, schicke ich zusammen mit abgelegter Kleidung weg.

Alte Schuhe sollten nicht als Hausschuhe oder Schlafzimmerpantoffeln getragen werden. Das sieht weder gut aus, noch gibt es Halt. In den richtigen Schuhen werden Sie sich besser fühlen und aussehen.

Beim Preis denke ich über Schuhe genauso wie über sonstige Kleidung. Wenn Sie ein schlechtes Gewissen haben, weil Sie viel für Schuhe ausgeben, geben Sie für einzelne Paare etwas weniger aus, aber stocken Sie häufiger wieder auf. Mode ist ein lebendiger, sich wandelnder Teil Ihres Lebens.

4. Zen der Schmuckdose

Vielleicht stecken Sie Ihre Hände gern in eine überquellende Schmuckkiste und träumen dabei von Piratenschätzen. Es ist eine nutzlose Fantasie. Ungeachtet der Ausbeute internationaler Playgirls denke ich, dass die leersten Schmuckkästen die besten sind. Den Wald vor lauter Bäumen nicht mehr sehen zu können, ist das Hauptproblem der überfüllten Schmuckdose. Sie werden nicht finden können, was Sie wollen. Die Kette eines Armbands wird mit irgendwelchen Ohrringen verheddert sein. Die Zacken einer Brosche kratzen an der glatten Patina eines Medaillons. In Eile oder Verdruss könnten Sie etwas Wertvolles kaputtmachen oder den falschen Schmuck tragen.

Einige von uns haben ein paar wertvolle Schmuckstücke und bewahren sie getrennt auf. Aber genau wie der Rest Ihrer Garderobe sollte auch Ihr Modeschmuck auf ein absolutes Minimum reduziert sein und ständig aufgefrischt werden. Der Grund ist einfach. Warum in Panik geraten, wenn man sich aus 12 Paar Ohrringen eins heraussuchen soll, von denen einige stumpf oder zerkratzt sind? Ein neu glänzendes Paar reicht. Strass ist wunderschön und gehört zu meinem Lieblingsschmuck, aber seien wir doch mal ehrlich: Es verliert an Glanz und kann nicht gereinigt werden.

Wenn Sie von einem Modeschmuckstück wie einer vergoldeten Anstecknadel wirklich begeistert sind, überlegen Sie, es in echtem Gold kopieren zu lassen. So können Sie Ihre eigene Kollektion von echtem Schmuck mit Entwürfen, die Sie probiert haben und mögen, aufbauen.

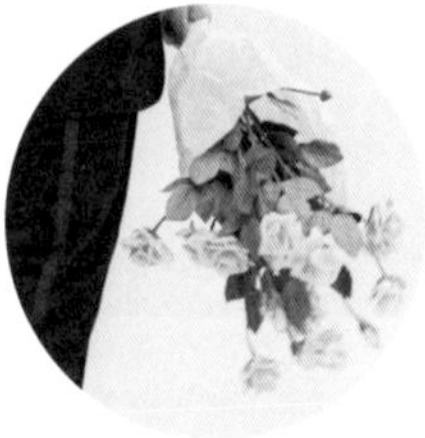

5. Überschüssige Accessoires
Ein Überfluss an Schals, Gürteln, Handschuhen und Handtaschen – Relikten aus früheren Jahren – ist verwirrend und den Accessoires, die Sie derzeit tragen, im Weg. Natürlich können die meisten Accessoires endlos getragen werden, weil klassische Stile sich nur minimal verändern. Aber wenn ein Accessoire ein Jahr rumlag, wenn es schäbig ist, die Farbe verloren hat oder zu nichts passt, wenn Sie es einfach nicht tragen wollen – genau, weg damit. Sie werden sich wundern, wie viel frischer und einfacher die restlichen Accessoires zum Einsatz kommen, jetzt wo Sie all den Plunder los sind.

6. Einkaufen in Shopping-Laune
Ihr schlimmster Shopping-Fehler ist, sich selbst zum Shoppen zu zwingen. Zu entscheiden, dass es Frühling ist, weil die Vöglein zwitschern, ist nicht die Zeit, um durch die Läden zu streifen, AUSSER Sie sind wirklich in Shopping-Laune. Das Wichtigste am Shopping ist Ihre Gemütsverfassung. Wie kann man wirklich eine gute Entscheidung treffen, wenn man sich wie die schlecht behandelte Heldin einer Seifenoper fühlt?

Mit einem leichtsinnigen Hut oder anderen Frivolitäten lässt sich die schlechte Laune bestens vertreiben, aber bleiben Sie den Shops fern, bis Sie Begeisterung spüren. Wenn Ihr Körper nicht auf Mode eingestellt ist, wird Ihnen nichts stehen. Und wenn Sie deprimiert sind, weil Sie ein paar Kilo zugenommen haben, kaufen Sie nichts, das zu klein ist, als Motivation zum Abnehmen. Verlieren Sie zuerst das Gewicht, das Sie beschwert, und gehen Sie dann shoppen. *Diäten fangen schließlich immer erst morgen an.*

Über die Frage des geeigneten Stylings zum Shoppen könnte ich mich wirklich aufregen. Vorstädter sind die Schlimmsten. Wie können Sie überhaupt sehen, welches Kleid Ihnen steht, wenn Ihr Haar unter einem Tuch mit Nadeln festgesteckt ist, ungeschminkt, mit Ihrem Mieder untätig zu Hause in der Schublade? Ich bin immer wieder überrascht, wenn ich junge Ehefrauen sehe, die in Jeans oder Shorts shoppen und ein Cocktailkleid mit Sattelschuhen anprobieren und dann etwas in den Spiegel murmeln wie: »Na ja, ich werde natürlich einen anderen BH tragen, mein Haar wird zu einem französischen Knoten hochgesteckt sein und …«

Das erklärt, warum so viele Kleidungsstücke so enttäuschend sind, wenn sie dann wirklich getragen werden. Die Trägerin hatte keine deutliche Vorstellung davon, wie das Kleid mit Unterwäsche, Schuhen, Schmuck und frisiertem Haar aussehen würde, weil sie sich den endgültigen Effekt in flachen Schuhen mit Pferdeschwanz vorstellte.

Das ist der Grund für meinen nächsten Punkt:

7. Allzeit bereit
Von früh morgens bis spät in die Nacht gibt es die passende Kleidung für alles, was Sie tun. Tragen Sie kein ausgeleiertes Cocktailkleid ins Büro oder altes Wollkleid zur Hausarbeit. Da sie ursprünglich für etwas anderes entworfen wurden, werden sie unbequem und hässlich sein.

Ich habe erklärt, warum Sie sich zum Shopping angemessen anziehen sollten und wie ich zu alten Schuhen stehe; dazu kommen heruntergekommene Hüte für den Regen. Regen kann ziemlich romantisch sein. Warum wie eine ertrinkende Vogelscheuche aussehen, wenn Sie in putzmunterer Regenkleidung Licht in einen dunklen Tag bringen können?

Tragen Sie für die Hausarbeit praktische, gemütliche Arbeitshosen, Baumwolloveralls oder Kleider aus waschbaren Stoffen und Schuhe, die Ihren Füßen soliden Rückhalt geben. Im Büro empfiehlt sich dezente, einfache Kleidung aus gemütlichen Stoffen und Stilen, die trotz einem vollen Arbeitstag ihre Form halten. Die beste Loungewear sind glamouröse, feminine Jacken, lange Kleider, fröhliche Overalls oder schicke Hosen und Oberteile. Negligés gehören *nur* ins Boudoir! Ziehen Sie sich für jeden gesellschaftlichen Anlass sorgfältig an und berücksichtigen Sie Ihre Rolle als Ehefrau, Gastgeberin oder Mitglied Ihrer Gemeinschaft.

Studieren Sie Ihre Modebedürfnisse so sorgfältig, wie Sie Ihr Haus einrichten. Wenn Sie in kaltem Klima wohnen, bleiben Ihre Füße mit einer Auswahl an verschiedenhohen und verschiedenfarbigen Schuhen den ganzen Winter über warm, ohne dass Sie wie ein Holzfäller aussehen.

Wenn Sie kleine, zwanglose Dinner-Partys geben, machen ein paar lange oder kurze bunte Röcke und Kleider aus Jersey oder Flanell mit bunten Partyschürzen Ihre Rolle als Gastgeberin festlich, aber bequem.

Wenn die Arbeit Ihres Ehemanns häufige Partys, Messen und Empfänge bedeutet, päppeln Sie Ihre Kollektion von Abendkleidung mit verschiedenfarbigen Satinpumps auf.

Das sind einige meiner Gedanken zu der vielschichtigen Frage, was eine gut gekleidete Ehefrau ausmacht. Noch zwei Vorschläge, bevor ich anfange:

Erstens: Stellen Sie sich vor einen großen, dreiseitigen Spiegel mit starkem, ehrlichem Licht. Betrachten Sie sich selbst aus jedem Winkel.

Zweitens: Überlegen Sie, wie Sie Ihre körperlichen Proportionen verbessern können, um dem Bild zu entsprechen, das Sie von sich selbst haben, UND um den »Look« zu erzeugen, den Sie als Ehefrau vermitteln wollen. In meinem Fall wäre das eine reduzierte Natürlichkeit mit Betonung auf Kontur und Farbe.

Sich selbst kennen – Ihren Enthusiasmus, Ihre Ambitionen, Ihre Hoffnungen, Ihre Verantwortungen. Erinnern Sie sich daran, das Sie sich für Ihren Ehemann anziehen. Denken Sie an ihn, wenn Sie einkaufen. Egal, wie sehr etwas Ihrer besten Freundin gefällt wenn Ihr Ehemann kritisch ist, werden Sie das Teil über kurz oder lang zur Seite legen, auch wenn Sie überzeugt sind, dass *Sie* mehr von Frauenkleidung verstehen als er.

Vielleicht dauert es ein Weilchen, bis Sie als fertige, einzigartig individuelle, gut gekleidete Ehefrau hervortreten, doch all das hängt nur von Ihnen ab.

2. KAPITEL

Regelbruch

»Ich habe schon rotes Maulwurfsfell zu einem Dinner in einem noblen Club getragen und mich eleganter gefühlt als all die Nerze und Chinchillas um mich herum.«

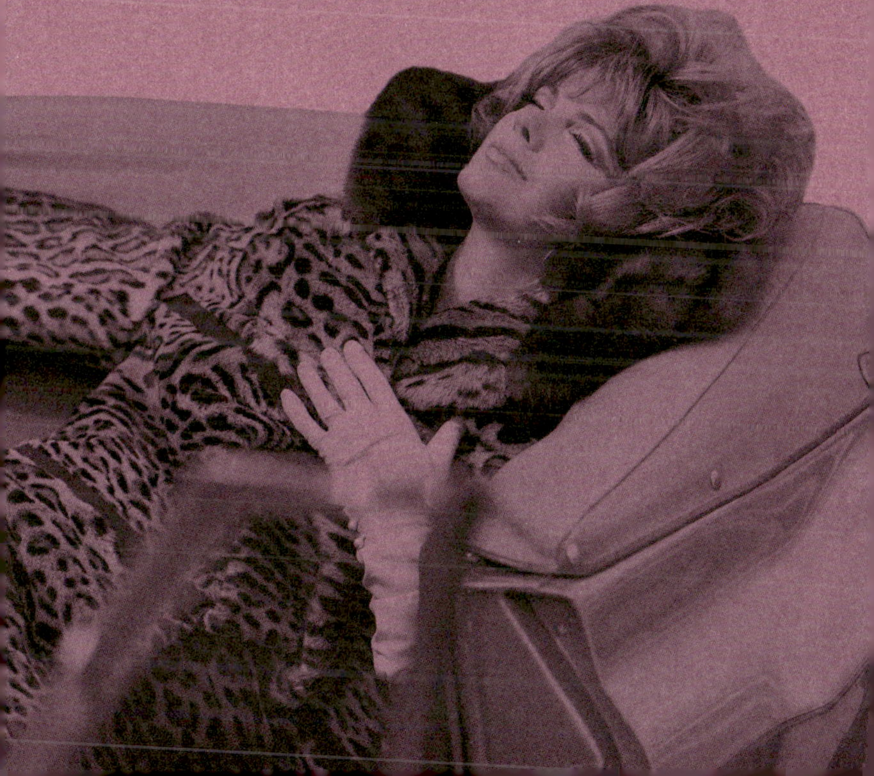

LIEBE EHEMÄNNER:

Der feinste Schal oder Kragen,
auf dass die Frau hab es warm,
am Tag, in der Nacht, auf See oder an Land getragen,
ist immer noch des Liebsten Arm.

W. H. DAVIES

Dies ist ein perfektes und poetisches Beispiel, wie Sie Ihre persönlichen Halswärmer ersetzen können.

A. F.

Wenn Sie sich für eine Sache versklaven lassen wollen, wählen Sie dafür Scrabble, Stricken oder Aufläufe. Alles außer Mode, wo Sie Ihr Schicksal selbst in die Hand nehmen müssen.

Lassen Sie sich nicht in die Irre führen, überreden oder »übers Ohr hauen«. Lassen Sie nicht zu, dass die mystischen »die«, die angeblich die Modewelt von oben diktieren, Ihre Individualität dem Erdboden gleichmachen. Ich bin Designerin, also eine von »denen«. Ich glaube an die Regeln der Mode, weil sie funktionieren. Ich glaube auch daran, die Regeln als Verfeinerung des bewiesenen Dogmas zu brechen. Werfen Sie die Regeln nicht über Bord. Nehmen Sie sie als Ausgangspunkt. Es gibt eine Analogie in der Abstrakten Malerei: Man kann nur ein erfolgreicher moderner Maler sein, wenn man die traditionellen Formen beherrscht. In der Mode brauchen Sie fundiertes Wissen über Stoffe, Oberflächen und Linien, wenn Sie Ihre eigene Interpretation wagen wollen. Mit diesem Wissen haben Sie nichts zu fürchten.

Mode ist ein zu freier, kreativer Ausdruck Ihres Selbst, um sich von unflexiblem Dogma einschränken zu lassen. Genau wie Kosmetik eine Verbesserung der Natur ist, ist Ihre Interpretation der aktuellen Mode eine Verbesserung Ihrer persönlichen Erscheinung.

Farbe ist eine Gelegenheit zum Regelbruch. Obwohl schlichtes Schwarz sich gut für die Stadt eignet, sollte es auf dem Land schon Tweed sein. In Weiß werden Sie in der winterlichen Stadt in einem trostlosen Umfeld Glanz und Freude verbreiten.

Seien Sie Farben gegenüber offen. Vielleicht haben Sie Grün auf Lebenszeit aus Ihrem Spektrum verbannt, weil eine kurzsichtige Tante Ihnen mit zehn sagte, es lasse sie kränklich aussehen. Hautfarbe verändert sich. Was vor zehn Jahren vielleicht komplett falsch war, könnte Sie nun in eine strahlende Schönheit verwandeln. Abgesehen davon ist Farbe eine Frage der Schattierung. Waldgrün könnte die Schatten unter Ihren Augen verstärken. Apfelgrün wirft einen sonnigen Schimmer auf Ihre Wangen.

Tatsächlich gibt es keine Farbe, die Sie nicht tragen können! Warum? Ihr Hautton bestimmt, was passt, und mit dem Angebot an Pudern und Grundierungen können Sie Ihre Hautfarbe selbst verändern und jeden modischen Ton tragen, den Sie wollen.

Verschließen Sie sich nie vor einer Farbe. Erinnern Sie sich auch, dass Oberfläche ein wichtiges Element ist. Das gleiche Kleid im selben Rotton sieht vielleicht in weichem Samt wunderbar an Ihnen aus, in glänzendem Taft jedoch zu streng. Denken Sie an Farbe immer in Verbindung mit Oberfläche, nie getrennt.

Einige Moderegeln zum Brechen

»Ihr Kind sollte niemals Schwarz tragen«
Sie können Ihrem kleinen Mädchen sehr wohl Schwarz anziehen, wenn ihre samtige Haut und Feenaugen von dieser Erwachsenenfarbe einen Renaissanceglanz bekommen. Ein gutes Beispiel ist ein samtiges Partykleid, an der Brust hoch gesmokt und mit einem weißen Peter-Pan-Kragen.

»Tweeds gehören aufs Land«
Ich liebe Tweedkleider zum Cocktailtrinken in der Stadt und damit meine ich nicht, in kariertem Rock und Reiterjacke hereinzuplatzen. Ich meine eine wunderbare Abwechslung zu traditioneller Cocktailkleidung, zum Beispiel ein enges, pastellfarbenes Tweedkleid, tief ausgeschnitten, mit weitem oder schmalem Rock zu bestimmtem Schmuck wie dicken Goldarmreifen oder einem Dschungel aus Perlen, die die Farbe des Tweeds aufgreifen.

»Auf Reisen nur Knitterfrei«
Nehmen Sie auf jeden Fall knitterfreie Kleidung mit, aber auch Ihre Lieblingsseidenbluse und Negligé, selbst wenn Sie sie schmutzig nach Hause bringen müssen. Das Reisen sollte Sie bereichern, statt Ihnen Ihr Feingefühl zu verweigern.

»Felltaschen nur im Winter«
Zu Baumwolle oder Seide trage ich im Sommer gern eine kleine Pelztasche. Eine riesige, zottelige Tragetasche ist für Wochenendtrips erfreulich und strapazierfähig und erträgt mehr als eine Reisetasche aus Stoff oder Stroh.

»Lackleder im Frühling, schwarzes Ziegenleder im Herbst«
Funkeln und Vitalität machen Lackleder das ganze Jahr über zu meinem Begleiter. Die strahlende Helligkeit bringt Pfiff in Wolle und Tweed, Baumwolle und Seide, egal, ob es 0 oder 45 Grad sind. Schwarzes Ziegenleder, nun ja, schwarze Schuhe sind für mich ohnehin nicht das A und O, wenn ich aber im Sommer ein dunkles Kleid trage und meine Beine gebräunt sind, gibt es für mich keinen besseren Tempowechsel als elegante Pumps aus schwarzem Ziegenleder.

»Kunstpelz nur zu Freizeitkleidung«
Pelze sollten nach Design und nicht nach Wert beurteilt werden. Ich habe schon rotes Maulwurfsfell zu einem Dinner in einem noblen Club getragen und mich eleganter gefühlt als all die Nerze und Chinchillas um mich herum.

»Echter Schmuck und Modeschmuck gehören nicht zusammen«
Mischen oder nicht hängt von drei Dingen ab: Design. Größe. Farbe. Ich trage oft eine echte Goldnadel mit einem Modeschmuckarmband, einen echten Diamantenreif mit einem passenden Armreifen aus Strass. Es kommt nicht auf die immanente Harmonie, sondern den gesamten und tonalen Effekt an.

Eine gute Regel zum Regelbrechen: Wenn die Stoffe konventionell sind, schlagen Sie mit den Farben über die Stränge. Guter Geschmack und klares Urteilsvermögen sind Ihre einzigen Entscheidungskriterien. Es gibt in der Mode keine Inflexibilität. **STIMMUNG** und **MOTIV** legen das Tempo vor. Neue Designs sind der Ausgangspunkt. Sie sollten nicht wie alle anderen aussehen, als trügen alle die Uniform einer schicken Armee.

Guter Geschmack wird Sie davon abhalten, Nerzshorts zu tragen oder Sie überhaupt zu kaufen. Gesunder Verstand wird Ihnen sagen, ob Sie Gäste in goldenen Lamé-Hosen und einem byronesken Seidenhemd empfangen können und wann Sie Ihren Überschwang mit einer Organzaschürze über dem Jerseykleid in Überlänge einschränken sollten.

STIMMUNG ist schwer zu definieren. Sie gehört in die Kategorie der Fragen: »Was war zuerst da – Henne oder Ei?« Kleidung und Stimmung sind so eng verwoben, dass man kaum sagen kann, ob Kleidung eine Stimmung erzeugt oder umgekehrt. Also seien Sie vorsichtig. Sind Sie deprimiert, versuchen Sie gar nicht erst, Ihre Laune mit einem zu massiven Extrem zu verbessern, sonst sehen Sie noch wie Pagliacci aus und die grelle Kostümierung betont Ihre Traurigkeit nur noch mehr.

Es stimmt schon, dass helle Farben aufmuntern, aber nur die Ruhe! Muntern Sie sich mit einem knallpinken Hut *oder* einem zitronengelben Gürtel *oder* sonnengelben Handschuhen auf. Ein Anflug von Munterkeit wird es erledigen. Eine Lawine wird Sie begraben. An einem verregneten Tag tragen Sie am besten eine gelbe Regenjacke oder einen Regenschirm mit Blumenmuster, durch den das Tageslicht schimmern kann.

Für die große weite Welt da draußen nimmt Stimmung einen subtileren Geschmack an. An einigen Tagen fühlen Sie sich vielleicht wie in Ketten gelegt, mit großem Freiheitsdrang. Tragen Sie an diesen Tagen ein Kleid, das Sie nicht einzwängt. Ketten und Armreife, ohne die Sie sich normalerweise nackt fühlen würden, sollten Sie zu Hause lassen.

Urteilsvermögen ist eine andere Art zu sagen: »Einatmen, ausatmen, nachdenken.« Vielleicht sehen Sie in Ihrem Ankleidespiegel toll aus, aber passt das, was Sie tragen, zu dem, was Sie vorhaben? Absätze sind Ihnen beim Klettern über Sitzränge eines Stadions keine Hilfe. Beim Golfturnier werden beige Seidenschuhe im matschigen Boden versinken. Ein riesiger Strohhut wird am Boden eines Cabrios landen. Ein warmes Wollkleid mag noch so chic sein, doch im Theater oder vollen Club ersticken Sie darin.

Urteilsvermögen verhindert auch, dass Sie bei einem wichtigen Treffen ein Kleid tragen, in dem Sie sich nicht wohl fühlen und so Ihrem persönlichen Erfolg im Weg stehen.

Bei **MOTIVEN** geht es eher um kühle Kalkulation. Frauen sind angeblich von Natur aus Kreaturen mit Kalkül, doch ich schätze, dass ihnen dieses Kalkül im Planen ihrer Garderobe fehlt.

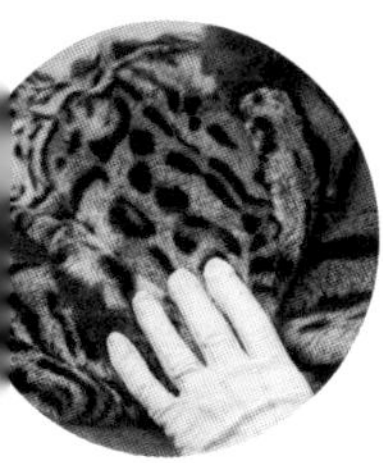

Es ist seltsam, dass viele Frauen endlose Zeit und Gedanken auf Menüs, Einrichtung, Urlaubsplanung etc. verwenden. Doch bei ihrer Kleidung und Aufmachung, dem, was sie der Welt präsentieren, improvisieren sie, denken sich nebenbei etwas aus, suchen wie wild zehn Minuten vor der Hochzeit nach dem passenden Hut, wühlen sich durch Berge von Schuhen und

Ihre Kleidung sollte Wert ohne Extravaganz ausdrücken, Wärme, ohne dreist zu sein, und Verständnis, ohne wie Whistlers Mutter auszusehen.

Handschuhen, um etwas zu finden, das zu ihrem Kleid passt.

Die Ehefrau spielt eine immer wichtiger werdende Rolle im Weiterkommen ihres Ehemanns, besonders in der Geschäftswelt und den Berufen.

Viele große Organisationen haben ein System entwickelt, bei dem sie die Ehefrauen der Führungskräfte interviewen, besonders wenn eine hohe Position in Aussicht steht.

Denken Sie in jeder sozialen Situation daran, dass Sie der Anhang Ihres Ehemanns sind. Adams Rippe, die von ihm entfernt wurde, um die Frau zu schaffen, die nun spirituell wieder an seiner Seite ist.

Sie müssen die Lage clever einschätzen, aber Ihre Kleidung sollte Wert ohne Extravaganz ausdrücken, Wärme, ohne dreist zu sein, und Verständnis, ohne wie Whistlers Mutter auszusehen.

Das Gleiche gilt auch für stressige und unsichere Situationen. Eine Konferenz mit dem Lehrer Ihres Kindes. Eine Rede bei einem Gemeindelunch. Oder jemanden zu treffen, der für Ihren Lebensweg oder den Ihres Ehemanns wichtig ist.

Zusammengefasst gesagt, kann man Moderegeln durchaus brechen, Launen ausdrücken und Motive durchdenken und ausleben.

Lassen Sie sich von Ihrem Bewusstsein – über sich selbst und alles um Sie herum – leiten.

3. KAPITEL

Es führt kein Weg zurück

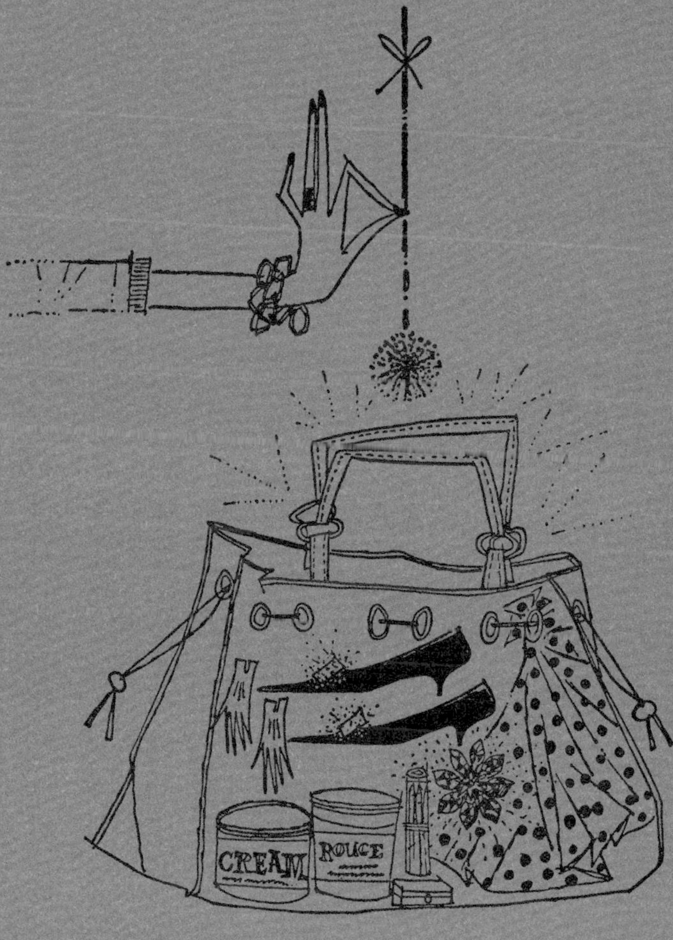

LIEBE EHEMÄNNER: *Die Taschen der Ehemänner sind wie dafür gemacht, unsere Puderdosen zu beherbergen.*

Stadt, Vorstadt, Land, wo auch immer Sie leben oder in welchem Klima, sollte das Motto der gut gekleideten Ehefrau das der Pfadfinder sein: »Sei bereit!«

Die Planung endet nicht im Spiegel. Werden Sie den ganzen Tag unterwegs sein? Den ganzen Abend? Nur ein paar Stunden? Wird es regnen? Sehr warm werden? Kalt werden? Werden Sie viel sitzen? Sich die Hacken abrennen? Beides?

In diesem Zusammenhang ist eine gut angezogene Ehefrau zu sein, wie eine militärische Übung. Sie müssen Ihre Überlebensinstinkte entwickeln und bereit sein, sich sowohl dem Erwarteten als auch dem Unerwarteten zu stellen. Worauf Sie abzielen, ist eine Mischung aus Selbstversorgung und Flexibilität. Sie wollen in dem, was Sie tragen, anpassungsfähig sein und Bewegungsfreiheit haben. Ihnen stehen all diese Vorteile zur Verfügung, wenn Sie einen Beutel dabeihaben – für mich ungelogen das Beste, was Frauen seit dem Wahlrecht passiert ist.

Mein Riesenbeutel ist eine Art Zaubertasche voller Zaubertricks, die mir hilft, mein Erscheinungsbild zu pflegen oder nach Bedarf zu verändern. Ich trage immer eine kleine Clutch in der Tragetasche, um vom Büro aus kleine Besorgungen zu machen oder zum Mittag auszugehen.

An einem durchschnittlichen Morgen fange ich vielleicht in einem Hemdkleid mit umstellbarem Kragen, mittelhohen Schuhen für den Arbeitsraum, sauberen weißen Kurzhandschuhe und meinem aktuellen Lieblingsklimperarmband an einem Handgelenk an. Zu Mittag möchte ich zum Treffen mit meinem Ehemann und einigen seiner Geschäftspartner frisch aussehen, zaubere also ein Paar meiner höchsten Lacklederschuhe, eine Anstecknadel mit Diamant für den umkehrbaren Halsausschnit ein Paar frische neue Handschuhe und eine kleine Lacktasche für die paar Dinge, die ich beim Mittagessen brauche, aus meinem Beutel.

Ich habe immer weiße Handschuhe und Strumpfhosen als Ersatz dabei.

Wie kann sie den ganzen Tag über shoppen, beim Mittagessen mit ihren Freundinnen elegant sein und dann blitzblank aussehen, wenn es Zeit wird, den Ehemann von der Arbeit abzulenken?

Das war ein Beispiel für die Ehefrau mit Karriere, doch eine etwas domestiziertere Freundin von mir, die in der Wildnis von Westchester wohnt, hat diese Technik den Bedürfnissen ihres Lebens angepasst. Sie nimmt sich etwa einmal pro Woche einen Babysitter und kommt nach New York, um Besorgungen zu machen, mit Freundinnen beim Mittag zu tratschen und dann irgendwann abends ihren Ehemann aus dem Büro abzuholen und mit ihm um die Häuser zu ziehen.

Dieses Problem haben viele. Wie kann sie den ganzen Tag über shoppen, beim Mittagessen mit ihren Freundinnen elegant sein und dann blitzblank aussehen, wenn es Zeit wird, den Ehemann von der Arbeit abzulenken? Sie will für keine dieser Aktivitäten unangemessen angezogen sein; dennoch will sie für einen Tag auch keinen Koffer in die Stadt schleppen.

Ich habe diese Punkte mit ihr besprochen und für so einen Tag kommt ihr Beutel zum Einsatz. Sie hat ein leuchtend rot-gold kariertes Strickkleid, das sie mit einem festen roten Mantel trägt, der mit dem gleichen Strickstoff gefüttert ist. Es ist ihr Lieblingsstandardoutfit, weil sie mit roten Ziegenlederpumps anfängt, dazu goldene Handschuhe aus Jersey, Goldschmuck und einen dunkelgoldenen Filzhut trägt, und das macht sie elegant und ist doch gemütlich für die Zugfahrt und um ihre Besorgungen zu machen und ihre Freundinnen zum Mittag zu treffen.

Am Abend kramt sie in ihrem Beutel nach ihrer Verwandlung: rote, zum Kleid passende Satinpumps, die es reif für den Abend machen, ein Diamantenanstecker und ein schmales Diamantenarmband, dazu weiße Ziegenlederhandschuhe statt der goldenen.

Mit diesen kleinen Veränderungen hat sie einen Mehrzweck kreiert, der perfekt zu dem passt, was sie tut. Das karierte Strickkleid kann in geschmackvoller, unaufdringlicher Eleganz mit Satin- und Diamantenaccessoires (oder Strass) ins Theater, in ein elegantes Restaurant oder auf eine Cocktailparty gehen.

Das ist jetzt vielleicht ein guter Moment, um gegen den ewigen Einsatz von »schlichtem Schwarz« als Rückgrat einer sich wandelnden Garderobe zu wettern. Ich denke, dieses Konzept gehört in eine andere Ära. Meine Mutter hatte ein schlichtes, schwarzes Kleid, das sie zu ausgefallenen Hüten trug. In einem modernen Kleiderschrank ist ein schwarzes Kleid zwar »wichtig«, sollte aber nicht als allzeit verwendbares Kleidungsstück verstanden werden.

Bei der Planung eines Outfits, das einen durch den ganzen Tag bringt und mithilfe von Taschentricks auch durch die Nacht,

Selbstbewusstsein, echtes oder falsches, liegt in Kosmetik.

denken Sie in Richtung Grau, Beige und Gold in Kombination mit hellen Farben, die Akzente setzen. Muster und Karos eignen sich gut zur Veränderung.

Man könnte sagen, dass **ALLES-IM-BEUTEL-DENKEN** gleichbedeutend ist mit **GANZHEITLICHEM DENKEN** und man lernt, intelligent und kreativ vorauszuplanen.

Eine weitere, wichtige Anwendung des Beutel-Prinzips gilt für Partys, besonders wenn sie weit von zu Hause weg sind und erst recht bei miesem Wetter. Warum sollten Sie mit einem tapferen Lächeln und Schlammklecksen auf ihren hübschen, bestickten Schuhen ankommen, bloß weil Sie eine schlammige Auffahrt hochgestapft sind, wenn Sie Stiefel tragen und die Schuhe in den Beutel stecken können?

Auf Reisen ist der Beutel auch ein Segen, weil Sie ihn immer bei sich haben können. Im Zug. Im Flugzeug. Entspannung und Komfort sind alles, wenn Sie bei Ihrer Ankunft wie aus dem Ei gepellt aussehen wollen. Tragen Sie ein Paar weiche Ballerinas in Ihrem Beutel oder faltbare Pantoffeln zum Reisen. Auf Seite 86 gehe ich ausführlich aufs Reisen ein, aber wenn Ihr Lebensstil Sie generell viel reisen lässt, halten Sie Schuhbeutel oder Zellophantüten parat, damit Sie Ihre Schuhe bedecken können und alles andere im Koffer sauber bleibt.

Sobald Ihr Beutel zur Gewohnheit geworden ist, geht es bei all Ihren persönlichen Bedürfnissen nicht mehr ohne, und die Tasche ist unabkömmlich beim Shopping mit den Kindern, am Tag, an dem Sie den Patienten im Krankenhaus vorlesen, morgens im Supermarkt, beim Schneider und zum Wäscheabholen.

Es gibt keine Beschränkungen, was in Ihren Beutel gehört und was nicht. Eins meiner Models ist pingelig mit Make-up. Wenn sie ihr Gesicht nach der Arbeit nicht waschen und komplett neues Make-up auftragen kann, ist ihr Abend gelaufen, weil sie überzeugt ist, dass sie schrecklich aussieht. Ihr Beutel ist ein tragbarer Schminktisch. Sie macht sich die Mühe, all ihre Cremes, Grundierungen, Puder, Stifte, Mascaras und Nagellacke in kleine Töpfchen zu füllen, sodass alles so gut organisiert ist, dass es erstaunlich wenig Raum einnimmt.

Sie macht sich keine Sorgen mehr um ein plötzliches Dinner-Date oder im Kino so zu lachen, dass ihre Wimperntusche verwischt. Selbstbewusstsein, echtes oder falsches, liegt in Kosmetik. Sie trägt ihr Selbstbewusstsein mit sich herum, leicht zu erreichen, so wie Sie das auch können: in einem Beutel.

Ein anderes Model hat Schal, Handschuhe und Lippenstift im gleichen Ton für einen Rollenwechsel mitten am Tag dabei oder falls sie plötzlich Lust hat, jemand anders zu sein. Dank Ihres geräumigen Beutels müssen Sie sich nie wünschen, Sie könnten nur für ein paar Minuten nach Hause gehen, um andere Handschuhe anzuziehen oder etwas Schmuck anzulegen.

Models haben die Beutel erfunden. Ich denke, sie sind der Inbegriff der modernen, vielbeschäftigten Frau, die immer wunderschön aussehen und sich gut fühlen will. Da Mode ihr Beruf ist, kann man von ihren Angewohnheiten und Ideen eine Menge lernen.

Die andere Seite dessen, nicht schnell nach Hause zu können, aber immer auf alles vorbereitet sein zu müssen, nenne ich **DIE FALLEN** – die teuflischen Gruben, für die niemand etwas kann, die aber vermieden werden können, wenn man im Voraus denkt. Modefallen haben für Frauen mehr Abende ruiniert als alles, was mir einfällt, selbst der Moment, in dem Sie eine andere in Ihrem Kleid sehen!

DIE FALLEN lauern auf Sie. Hier erfahren Sie, wie man die üblichen vermeidet und die Sinne für neue und andere Fallen, die vielleicht gerade noch in der Experimentierphase sind, schärft.

1. Ein enges, schmales Kleid zu einer Büfettparty tragen

Auf keinen Fall! Denn das Wort Büfett bedeutet, dass Sie vielleicht irgendwann auf dem Boden sitzen, sich selbst zusammenknicken wie einen faltbaren Trinkbecher und ihren eng eingefassten Körper auf ein sehr niedriges Kissen packen, die Beine unbequem vor Ihrem komisch starren Körper ausgestreckt, und all das wegen der einschnürenden Linien, die im Stehen so toll aussehen. Essen wird in dieser Position unmöglich und all die neckischen Plaudereien, die Sie sich überlegt haben, werden Ihnen im steifen Hals stecken bleiben, wenn Ihr Ehemann fragt: »Was ist denn los, Schatz, hast du keinen Hunger?«

Sie müssen natürlich nicht auf dem Boden sitzen, aber Sie könnten sich etwas einsam fühlen auf einem Stuhl, einen halben Meter höher sitzend als alle anderen Gäste.

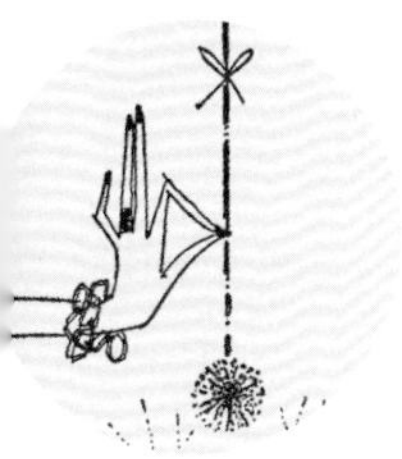

Heben Sie sich sehr enge Kleider für Stehpartys und Empfänge auf, bei denen Sie sich darauf verlassen können, dass Sie an einem Tisch sitzen.

Wenn Sie das nächste Mal zu einem Dinner eingeladen sind und etwas tragen wollen, das Ihnen wie eine zweite Haut anliegt und zum Laufen einen Schlitz für jedes Schrittchen braucht, können Sie die Gastgeberin anrufen und nach der Sitzordnung fragen. Sicher ist sicher. Wenn sie Floor-Service vorhat, achten Sie darauf, dass Sie Ihre Pläne darauf abstimmen mit einem langen Kleid, das Sie im Schneidersitz innerhalb seiner Falten auf dem Boden sitzen lässt, oder Sie sich auf eine Bank setzen können

Konservativ mit Schuss ist die beste Kombination für einen abendlichen »Ausflug ins Unbekannte«.

oder sich halb auf die Treppen zum Spielzimmer lehnen können mit einem Teller voll rutschigem Essen und einem Kelch Wein in perfekter Balance.

2. Nicht wissen, wie chic oder leger die anderen Gäste sein werden
Die englische Sprache hilft uns bei diesem Thema nicht weiter und Sie brauchen gar nicht erst bei der Gastgeberin anzurufen. Sparen Sie sich den Anruf. Von ihr wird nur etwas Vages kommen, das Ihnen nicht weiterhilft.

Für den einen heißt »zwanglos« Cord; für den anderen, dass keine Orden getragen werden.

Und irgendwo dazwischen liegt der undefinierbare Richtwert für die Party. Wenn Sie sich Sorgen machen, zu aufgedonnert zu sein, sorgen Sie in einem hochgeschlossenen Design mit einer Farbe für Drama und Heiterkeit und setzen mit erlesenem Schmuck elegante Akzente. Konservativ mit Schuss ist die beste Kombination für einen abendlichen »Ausflug ins Unbekannte«.

Eine andere Herangehensweise ist das Kleid-und-Jacke-Konzept. Leger ohne Jacke; förmlich mit.

Eine Warnung an dieser Stelle: Nicht jedes Kleid-Jacken-Kostüm geht als Partykleidung durch, außer es ist zweifach verwendbar. Einige Outfits sind nur als Tageskleidung geplant, wie ein lässiges Kleid unter einer lässigen Jacke. Andere aus Taft oder Satin gehen erst nach fünf und sollten nicht im Büro getragen werden, egal wie hochgeschlossen sie sind.

Ein gutes Beispiel für Wandelbarkeit ist eins meiner grauen Flanellkostüme, das mit Jacke wie ein Anzug aussieht. Aber darunter ist ein weißes, mit Satin besticktes Oberteil, das zum Cocktailtrinken oder zum Theater, mit der Jacke über meinen Schultern oder über den Arm gefaltet, toll ist.

Obwohl ich die Kombination aus Kleid und Jacke wunderbar finde, denke ich, dass es trotzdem leichter ist, sich beim Herausputzen auf Accessoires zu verlassen als auf das tatsächliche Kleidungsstück. Einfachheit ist der Schlüssel zur Mehrzweck-Kleidung zusammen mit der Vorstellungskraft, die richtigen Feinheiten für den richtigen Effekt zu nutzen.

3. Nicht auf kleine Notfälle vorbereitet sein
Warum das ewig plagende Unglück herausfordern? Wenn Sie zum Beispiel chronisch Knöpfe sprengen oder sich Ihr Saum ständig im Absatz fängt, sollten Sie ein winzig kleines Nähset in Ihrem Beutel dabeihaben. Dann müssen Sie die Gastgeberin nicht um Nadel und Faden bitten oder sich, wenn Sie unterwegs sind, den Rest des Tages beobachtet fühlen.

Die meisten von uns kennen chronisches Unwohlsein wie Sinus-Kopfschmerz. Wenn es Ihnen auch so geht, verlassen Sie sich nicht darauf, Ihre bevorzugten Schmerztabletten überall vorzufinden. Nehmen Sie ein paar in einer kleinen Tablettenschachtel mit. Es gibt heutzutage so viele schöne. Wie gut, dass Sie so auch gleich für das Wohlergehen Ihres Mannes sorgen können, und das betrifft Sie schließlich auch.

4. Die eisigen Winde der sommerlichen Klimaanlage vergessen
Es gibt keine elendere Falle, als an einem lauen Sommerabend in einem zarten Hauch aus Nichts in einem Gefrierschrank zu landen. Klimaanlagen sind ein gut meinendes Übel. Ohne sie wären wir aufgeschmissen. Und doch fühlen wir uns elend, wenn wir zähneklappernd fast erfrieren.

Sommer heißt Theater, Restaurants, Büros mit Klimaanlage. Zu Hause können Sie die Temperatur selbst regulieren, anderswo allerdings sind Sie auf die Gnade anderer angewiesen.

Schlagen Sie der Hitze ein Schnippchen und vermeiden Sie Frostbeulen, indem Sie im Sommer immer etwas zum Überziehen dabeihaben. Designer haben das Problem klimatisierter Büros, Läden und Restaurants erkannt, bei denen der Temperaturunterschied zwischen drinnen und draußen erheblich sein kann. Wunderschöne Kaschmir- und Lammwollpullis und Boleros für tagsüber in weichen, sommerlichen Farben gibt es inzwischen wie Sand am Meer.

Falls Sie am Abend schulterfrei ausgehen, sind Sie weder für Stadt noch Land richtig angezogen, außer Sie haben etwas Warmes dabei. Schicke Pullover, perlenbesetzt, bestickt oder mit Pelz besetzt, können – solange es nicht übertrieben ist – elegant sein. Genau wie Häkel- oder Stoffschals und Stolen und Sommermäntel aus Seide oder Baumwolle.

Baumwolljacken mit Blumenmuster sind hervorragend zum Überziehen, weil sie gut zu Shorts, Hosen, Röcken und dünn gefütterter Cocktailkleidung passen.

Setzen Sie sich nicht der Kälte aus. Seien Sie im Sommer auf den Kühlschrank innen gefasst und planen Sie für den Backofen draußen.

5. Den Plänen nicht aufmerksam zuhören
Ich schäme mich dafür, wie oft ich das schon getan habe. Wir waren auf einem Hallenpoloturnier und ich hatte ein schweres Outfit an, mit dem ich den Winter bei einem Polospiel überstanden hätte. Wir waren auf einem Sommerkonzert im Central Park, aber es kam mir nie in den Sinn, dass ich auf dem feuchten

Gras, an einen sehr harten Baum gelehnt, sitzen würde. Hören Sie auf Ihre Pläne und übersetzen Sie sie im Geiste in die Sprache der am besten passenden Kleidung in Bezug auf Temperatur, Atmosphäre und körperliche Betätigung.

6. Die trügerische Nachtluft
Kleine Hotels in Berg- oder Küstenresorts haben meistens nachts keine Heizung. Nehmen Sie immer zwei Bademäntel mit in den Urlaub, einer davon warm.

Die meisten Leute, die an Sommerabenden Ihre Gäste auf Terrassen oder Veranden empfangen, sind daran gewöhnt, dass es unter Bäumen kühler ist als im zwölften Stockwerk mit Ausrichtung nach Osten. Ihnen könnte kälter werden, als Sie denken. Nehmen Sie sich etwas Warmes mit.

Der Nachhauseweg ist meistens kühler, also legen Sie sich einen zusätzlichen Pullover auf die Rückbank.

Zusätzlich zu vorhersehbaren Pannen gibt es noch die unvorhersehbaren Notfälle, die plötzlichen Krisen, die sich vielleicht nicht vermeiden lassen, bei denen aber erste Hilfe Wunder wirkt. Einfallsreichtum hilft:

1. **WENN** der oberste Knopf Ihres Mantels abgeht. Vor einigen Jahren machten Tom und ich uns gerade auf den Weg zu einem Footballspiel, als mir auffiel, dass der oberste Knopf meines Tweed-Mantels fehlte. Ich wollte diesen Mantel unbedingt anziehen. Ich war ratlos, bis mir eine große goldene Sicherheitsnadel einfiel, die ich Tom vor einiger Zeit geschenkt hatte. Er trug sie nicht gern, weil sie Löcher in seine Krawatten piekte, und so nahm ich die Nadel wieder an mich – schließlich blieb sie in der Familie. Sie ist nicht nur ein besonderer Mantelverschluss und modisches Statement, sondern seitdem ein in der Mode akzeptiertes Schmuckstück. Sie ist zu einem persönlichen Markenzeichen geworden und ich trage sie als festen Bestandteil meiner Accessoire-Sammlung immer wieder gern.

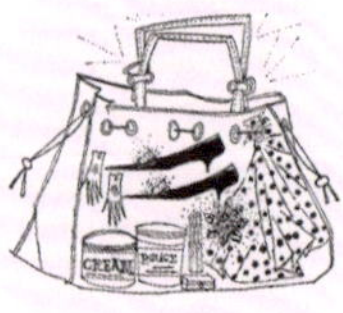

Denken Sie jetzt bitte nicht, dass eine goldene Sicherheitsnadel in jeden Haushalt oder jede Tasche gehört. Es geht ganz offensichtlich um Einfallsreichtum in Modenotfällen. Wenn etwas schiefgeht, keine Panik. Wie die Jungs bei IBM sagen: **DENK NACH**!

2. **WENN** sich ein überfreundlicher Schäferhund an Sie gekuschelt und einen Berg Haare auf Ihrem schwarzen Kleid hinterlassen oder ein kleines Kind an Ihrer Schulter Kekse zerkrümelt hat, atmen Sie tief durch und suchen Sie eiligst nach

Nehmen Sie Ihre Utensilien mit. Zu Hause bringen Sie Ihnen nichts. Körperpflege ist ein fortlaufender Prozess, um immer gut auszusehen.

der nächsten Rolle Tesafilm, die es normalerweise überall gibt. Warum halten Sie nicht gleich eine Rolle im Handschuhfach Ihres Autos und in Ihrer Tragetasche parat?

Wickeln Sie das Klebeband einige Male mit der Klebeseite nach oben um Ihren Knöchel, bis Sie eine Fusselrolle gebastelt haben, die alles vom Stoff abhebt. Das funktioniert auch auf Wildlederschuhen, Gürteln und Handtaschen.

Es gibt viele kompakte Pflegehilfen auf dem Markt, die Sie einfach nach Bedarf mit sich herumtragen können. Es gibt Kleiderbürsten so winzig wie Streichholzheftchen und seit Neustem eine batteriebetriebene Vakuumbürste so groß wie eine kleine Taschenlampe und sehr leicht.

Nehmen Sie Ihre Utensilien mit. Zu Hause bringen Sie Ihnen nichts. Körperpflege ist ein fortlaufender Prozess, um immer gut auszusehen.

3. **WENN** Sie eine Laufmasche in Ihren Strümpfen haben und kein Notfallpaar in Sicht: ausziehen und umdrehen. Die Laufmasche verläuft dann an der Innenseite Ihres Beins und ist weniger sichtbar. Versuchen Sie jedoch immer ein Ersatzpaar dabeizuhaben. Die wiegen so gut wie nichts – und im Notfall sind sie ihr Gewicht in Gold wert.

4. **WENN** Sie Ihren Lippenstift vergessen oder verloren haben, wischen Sie den restlichen Lippenstift ab, geben Sie dann für eine glatte Oberfläche Grundierung oder Puder auf Ihren Mund. Mit einem sauberen Finger geben Sie Rouge oder geliehenen Lippenstift auf Ihre Lippen. Rouge eignet sich viel besser, da die Farbe eher zu Ihrem Hautton passt.

5. **WENN** – was durchaus vorkommt – ein Knopfloch immer wieder von einem strategisch wichtigen Knopf rutscht, wickeln Sie ein kleines Gummiband unter den Knopf. Es ist unsichtbar und die gummiartige Oberfläche wird zumindest so lange am Stoff haften, bis Sie zu Hause sind.

4. KAPITEL

Aussteuer – und nun?

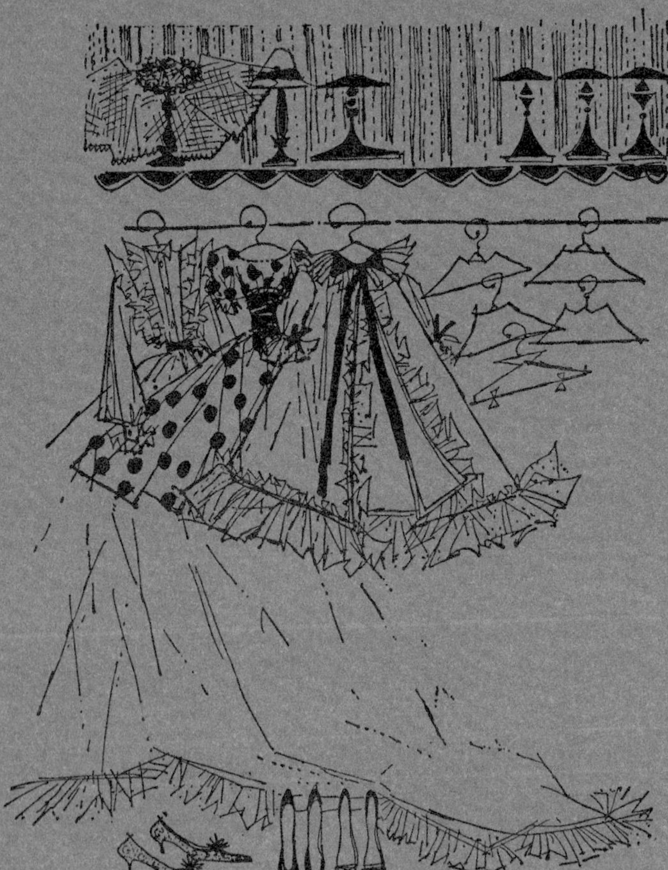

LIEBE EHEMÄNNER: *Hat sich eine Frau, die wusste, dass sie gut gekleidet ist, je erkältet? Nein.* F. W. NIETZSCHE

Wenn Sie frisch verheiratet sind, haben Sie ein Hochzeitsoutfit, die Reisegarderobe und einen Haufen in Seidenpapier gewickelte Reste, mit denen Sie während verschiedener Brautpartys überhäuft wurden. Jetzt, wo der Trubel vorbei ist, der Reis aus Ihrem Haar verschwunden ist, die Dankeskarten geschrieben sind, ist es Ihre Pflicht, Ihren Kleiderschrank und Ihren Haushalt in Ordnung zu bringen.

Und hier ist nun eine Übersicht der Dinge, die im Kleiderschrank einer gut gekleideten Ehefrau nicht fehlen dürfen, sowohl für die frischgebackene Braut als auch als Grundlage einer Neueinschätzung, sollte Ihre Aussteuer schon abgenutzt sein.

Fangen wir mit den Grundlagen an:

Strumpfwaren

Strümpfe im Dutzend zu kaufen, ist bei Weitem am praktischsten, weil Sie sie je nach Bedarf zusammenstellen können und es natürlich günstiger ist. Das ist für Standardsocken keine Extravaganz und kann Ihnen viel Geld sparen.

Bei farbigen Socken oder anderen Strumpftrends: Kaufen Sie nicht zu viel. Belassen Sie es bei maximal zwei Paaren. Strumpffarben sind extrem persönlich und sehen zu jeder Hautfarbe anders aus.

Wählen Sie für Ihren alltäglichen Strumpfvorrat zwei grundverschiedene Töne aus, orientiert an Ihren Lieblingsmodefarben. Einer sollte eher in Richtung Beige gehen, um zu Braun, Rot und anderen ländlichen Farben zu passen; der andere sollte ein Grauton sein, passend zu Schwarz, Grau, Blau und urbaneren Tönen.

Achten Sie darauf, dass die Strümpfe, die Sie kaufen, am Fuß groß genug und am Bein lang genug sind. Was gibt es Schlimmeres als das Geräusch, wenn Sie sich nach etwas bücken und einen Nylonfaden mit einem lauten *Ping* platzen hören?

Knallfarbige Leggings, Strümpfe und Kniestrümpfe spielen eine aufregende Rolle – in der Freizeit und zu Hause. Wenn Sie in

Wenn Sie einfach nicht mehr ohne dunkle Strümpfe und Strumpfhosen leben können, achten Sie darauf, dass Sie nicht so aussehen wie eine Heldin von Charles Addams.

der Vorstadt oder auf dem Land wohnen, sind Wäschetrends wie diese auch tagsüber wichtig.

Wenn Sie einfach nicht mehr ohne dunkle Strümpfe und Strumpfhosen leben können, achten Sie darauf, dass Sie nicht so aussehen wie eine Heldin von Charles Addams. Ein bisschen »Beatnik« ist wunderbar für Schmuddeltage, sollte aber nicht die Führung übernehmen.

Die meiste Strumpfware trocknet schnell, also erschrecken Sie Ihren Ehemann nicht mit einer Ausstellung lebloser Beine im Bad. Versuchen Sie, Ihre »Kleinteile« zu waschen, wenn er nicht da ist. Ein Geheimtipp: Rollen Sie sie für ungefähr eine halbe Stunde in türkische Handtücher. Nach einer weiteren halben Stunde ist das Trocknen so gut wie erledigt.

Petticoats

Meine bisherigen Designs zeigen, dass ich besonders für Petticoats etwas übrighabe. Ich habe viel Zeit investiert, besondere Stoffe zu entwickeln, ihre Kontur zu verbessern, sie »tragbarer« und »pflegeleichter« zu machen. Da die Silhouette sich in der Mode ständig verändert, ist es schwer, feststehende Regeln für volle Petticoats aufzustellen. Achten Sie einfach darauf, unter jedem Kleid die passende Fülle zu tragen.

Anders als Slips, die Standardunterwäsche sind und jeden Tag gewaschen werden müssen, sind Petticoats Oberbekleidung und sollten so auch in Bezug auf Auswahl und *Pflege* behandelt werden. Bauen Sie Ihre Petticoat-Garderobe aus verschiedenen Silhouetten auf, die getrennt oder in Kombination getragen werden können, um unter lange Röcke verschiedenster Schnitte zu passen. Einige Petticoats gehen ab der Taille in die Breite, andere unterhalb des Hüftknochens. Tragen Sie nie einen Petticoat, ohne ihn vorher probiert zu haben, damit Sie sehen, wo die Fülle an Ihrem Knochenbau ansetzt.

Da die meisten Designer von Tellerröcken auch Petticoats designen, versuchen Sie Petticoat und Rock entsprechend aufeinander abzustimmen. Der Aufbau ist immer anders und so können Sie sowohl beim Kleid als auch beim Petticoat vom selben Designer profitieren. Das Angebot an Petticoats verändert sich nach und nach, von Saison zu Saison. Weiche Petticoats eignen sich am besten, weil sie die Form des Kleides annehmen.

Die Farbauswahl hängt davon ab, welchen Stellenwert Petticoats für Sie haben. Ich habe einen roten, um bedruckte Baumwollstoffe im Sommer aufzupeppen, und auch einige Pastellfarben und Weiß und Schwarz.

Slips

Sie brauchen wirklich für jedes Kleid, das Sie besitzen, den passenden Slip, um »drunter« die richtige Farbe, Fülle und Länge zu tragen – mindestens ein Dutzend halblange Unterhosen und zumindest eine weiße, lange Unterhose, die es in dünneren und dickeren Stoffen gibt, sind bei durchsichtigen Kleidern von unschätzbarem Wert. Achten Sie darauf, dass Ihre schlanken Hüften schlank genug für hauchdünne Futteralkleider sind. Weiß, Pink, Blau, Beige und Schwarz gehören in eine alljährliche Slip-Kollektion und natürlich können weitere Drucke und Farben das Ganze aufpeppen, wenn Sie die normalen Slipfarben zu öde finden.

Boudoir-Kleidung

Wenn Sie frisch verheiratet sind und noch vom Überfluss der Brautpartys zehren, haben Sie wahrscheinlich einen Haufen Nachtwäsche in allen möglichen Designs und Farben. Achten Sie darauf, dass alle gut passen, bevor Sie in Ihren Schrank einziehen. Schauen Sie, was Ihre Figur betont, und dass die Pastellfarben ungeschminkt gut zu Ihrem natürlichen Hautton passen. Erinnern Sie sich – hier können Sie sich ausnahmsweise bei Ihrer Farbabstimmung *nicht* auf Make-up verlassen. Ihr Boudoir ist wie die Landschaft abhängig von der Sorgfalt der Natur.

Ich liebe Nachtwäsche, besonders Pyjamas, und zwar nicht nur die praktischen Designs für »kleine Jungs«, in denen man so frisch und gemütlich schläft, sondern auch all die anderen Rüschendesigns. Aber ob Sie nun Pyjamas oder Nachthemden bevorzugen – mindestens sechs neue gehören in Ihr Schlafanzugfach. Design und Schnitt sind hier genauso wichtig wie bei Ihrer Oberbekleidung. Das Elternschlafzimmer ist kein Studentenwohnheim oder Campingtrip am Ufer des Orinoco. Es ist ein privater Rückzugsort, abgelegen von der Welt, selbst wenn sich darin Wunderwerke der Technik befinden wie Fernseher, die von der Decke hängen, und eine elektrische Kaffeekanne, die Sie weckt, kämmt und Ihnen den ersten Schluck Ihrer flüssigen Kraft mit dem Löffel einflößt.

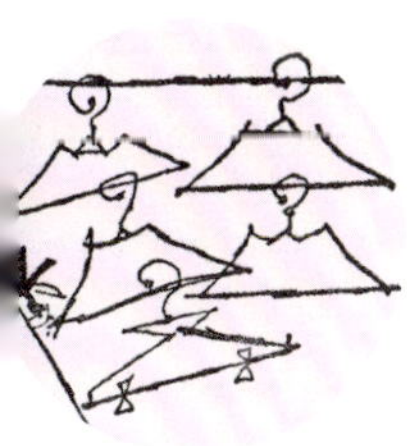

Suchen Sie sich etwas Hübsches aus und streichen Sie bitte Sicherheitsnadeln aus dem Programm. Ersetzen Sie Knöpfe und Bänder fast schon, bevor es nötig wird. Pingeligkeit ist eine Tugend und essenziell für Ihre Nachtwäsche.

Bei Bademänteln bin ich grenzenlos. Ich glaube nicht daran, einen Bademantel aufzutragen, genauso wenig wie ich ein Kleid morgens, mittags und abends tragen würde, bis es von mir abfällt. Jeden Abend, wenn ich vom Büro nach Hause komme, küsse ich zuerst meinen Sohn Taffy, dann ziehe ich mein Kleid aus und schlüpfe in einen Bademantel, noch bevor ich entscheide, was ich am Abend anziehen werde.

Wenn mein Ehemann und ich ausgehen, bade ich, ziehe mir den Bademantel wieder an und schlüpfe zuallerletzt in mein Klei Wenn wir zu Hause bleiben, essen wir wahrscheinlich in Pyjama und Bademantel.

Aus rein psychologischen Gründen sollten Sie mindestens ein ultraglamouröses Negligé haben, falls es Ihnen einmal nicht gut geht, in dem Sie sich dann wie die geliebte, verwöhnte Heldin eines Viktorianischen Romans fühlen, die auf ihrem Rosshaarsof mit Pralinen gefüttert wird. Ein luxuriöses Bettjäckchen wird Ihre Laune aufbessern, falls Sie einmal bettlägerig sind.

Vielleicht bin ich etwas überempfindlich, wenn ich auf jeder Ebene Ihres Kleiderschranks Glamour einfordere, aber bei der Geschwindigkeit, mit der wir alle leben, gibt es manchmal nichts Schöneres, als Ihre Füße in flauschige Schlappen zu schieben und alles etwas zu verlangsamen.

Morgens brauchen Sie einen warmen, taillierten Bademantel, schmal geschnitten und auf Knöchelhöhe. Ich bevorzuge diese Länge, da kurze Bademäntel den unschönen Blick auf ein zerknit tertes Nachthemd oder Pyjamahosen – oder nackte weiße Beine – freilegen.

Frotteebademäntel sind großartig. Sie sind ultrapraktisch: De Frotteestoff nimmt nicht nur Flüssigkeit auf, sondern ist auch gemütlich. Wasser oder Cremes, die Sie vielleicht nach dem Bade nehmen, machen ihm nichts aus.

Ich glaube, hier ist ein guter Punkt, um Schultercapes für Make-up anzusprechen, obwohl sie einen Schritt weiter gehen als Bademäntel. Wenn dieses Buch gedruckt wird, werde ich gerade ein neues Design vorstellen, ein Make-up-Cover wie einen Ponche aus Dacron und Baumwolle, der lang genug ist, um darin von einem Raum zum anderen zu gehen, wenn Sie allein sind. Er hat eine kleine Tasche für Duftsäckchen, sodass jede Bewegung von Duft umhüllt ist.

Europäerinnen sind in ihrer Boudoir-Kleidung femininer als Amerikanerinnen. Als ich aufwuchs, hing ich zum Schminken über einer Waschschüssel. Meine Mutter hatte einen Make-up-Tisch. Ich habe es versucht, kann mich aber immer noch nicht ans Hinsetzen gewöhnen. Mir fehlt zwar etwas, wenn ich mich vor das Waschbecken stelle, aber der Make-up-Poncho macht einiges an dieser Selbstvernachlässigung wieder gut.

Wessen Design Sie auch tragen, gönnen Sie sich einen Schutz beim Haarebürsten oder beim Auftragen spritzender Lotion.

Die Küche ist Ihre natürliche Umgebung als Frau und Sie sollten darin wunderschön und nicht ungepflegt aussehen.

Küchenbekleidung

Was das häusliche Bild der Amerikaner verschandelt, ist Schlafkleidung in der Küche! Negligés, Bademäntel und Frotteehandtücher gehören nicht zu Essen, Töpfen und Pfannen. Die Küche ist Ihre natürliche Umgebung als Frau und Sie sollten darin wunderschön und nicht ungepflegt aussehen. Ob Sie arbeiten gehen oder zu Hause arbeiten (oder beides): Die Küche bietet Ihnen die Möglichkeit, Ihre Qualitäten als Ehefrau vorteilhaft zu präsentieren. Wie auch immer die Mode außerhalb Ihres Hauses gerade ist – Küchenkleidung ist zeitlos. Trägerschürzen, Organdies und Schürzen sehen so wunderbar aus wie bunte Wickelschürzen aus Baumwolle, die über Ihr Kleid gehen, während Sie Frühstück zubereiten, oder die Sie manchmal sogar statt eines Kleids tragen können. Es wird zu viel Aufmerksamkeit auf Küchenausstattung und Dekoration gelegt und zu wenig darauf, was in diesem Umfeld getragen wird. Warum wie Cinderellas schrullige Stiefmutter aussehen, wenn Sie eine lyrische Verkörperung von all dem sein können, was Haus und Herd bedeuten!

Ihre Schürzensammlung sollte alles beinhalten: von einer rüschigen halblangen bis zu einer riesigen Schlachterschürze, die Sie im Kontrast betörend winzig aussehen lässt.

Schuhe

Aufgrund von Klima und jahreszeitlichem Wechsel werde ich die Schuhgarderobe verallgemeinernd behandeln. Ferien und Reisevorschläge werden an anderer Stelle besprochen.

Sie sollten so viele Schuhe haben, wie Sie brauchen. Ich persönlich halte eine große Schuhsammlung keineswegs für extravagant. Ich verabscheue Kleinlichkeit bei Schuhen. Ich liebe Farbe am Fuß und betrachte Rot als Standardfarbe für Schuhe. Irgendwie funktioniert Farbe wie ein Sprungbrett, das Sie leichtfüßig schweben lässt. Ein Kleid kann nicht allein stehen. Es muss Teil einer Komposition sein und Schuhe sind, scherzhaft gesprochen, das »Fundament«. Sie sollten Elan und Identität haben und nicht bloß Ihre Füße trocken halten.

Mein Schreckgespenst sind weiße Schuhe. Von allen Accessoires sind sie die schwierigsten. Wenn Sie nicht wirklich viel weiße Kleidung haben, brauchen Sie keine. Kaufen Sie nicht automatisch ein Paar aus weißem Ziegenleder, das sie einfach so den ganzen Sommer tragen. Wenn Sie ganz in Weiß gehen wollen, entscheiden Sie sich für ein Paar, das genau passt. Die monochrome Harmonie kann durch nicht hundertprozentig passende

Töne ruiniert werden. Weiße Schuhe zu irgendwas zu tragen, das nicht Weiß ist, wirkt schnell fußlastig.

Wenn der Schuh drückt, hilft keine Gnade. Verschenken Sie ihn. Das Geld, das Sie für den Ersatz ausgeben, fließt sonst in die Tasche eines Podologen. Das weiche, handschuhartige Gefühl von Ballettschlappen und legeren Schuhen hat sich in die formellere Schuhmode eingeschlichen. Die Tänzerform ist nicht nur die beste Textur für Ihre Füße, sondern hat Bestand.

Für Abendkleidung glaube ich an eine Regenbogenkollektion aus einfachen Pumps und Satin-Sandalen. Sie passen zu fast jedem Abendensemble und wie in »Es führt kein Weg zurück« erklärt ist (S. 19), können Satinschuhe ein Tageskleid in Cocktailkleidung verwandeln – mit Cinderella-Slippers wird der Tag zur Nacht.

Satinschuhe sind Klassiker und können Ihre Garderobe jahrelang aktiv bereichern.

Kleider und Anzüge

So viel hängt davon ab, wo Sie leben und wie Sie Ihren Tag verbringen. Ich werde mich nicht erdreisten, hier spezielle Dinge aufzulisten, die Sie haben oder nicht haben sollten. Ich als arbeitende Ehefrau und Mutter denke, dass es einige Elemente gibt, die ich in einer Kleider- und Anzugsgarderobe für wichtig halte.

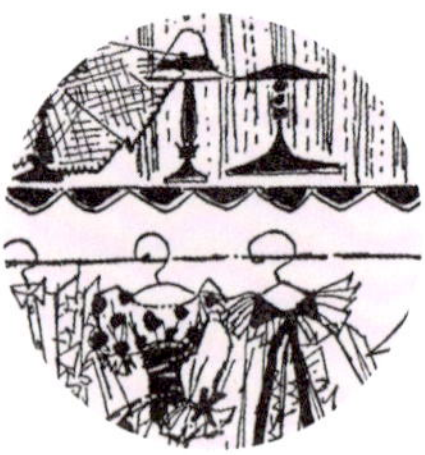

Zur Arbeit gehen

Um während Ihres Arbeitstags außer Haus gut angezogen zu sein, steht Komfort an erster Stelle. Sie müssen zu Ihrem Job fahren; Sie müssen den ganzen Tag effizient arbeiten. Ein würgender Kragen, eine einklemmende Gürtellinie, ein Korsett, das Ihren Atem abschnürt, werden Sie eher erschöpfen, Ihre Aktivität erschweren und Sie insgesamt mehr runterziehen als alle vorstellbaren Krisen bei der Arbeit.

Komfort bedeutet nicht, ungepflegt oder unansehnlich zu sein. Komfort bedeutet Kleidung, die so geschnitten ist, dass sie sich mit Ihnen bewegt. Es bedeutet Design für einen Körper in Aktion.

Kleidung für die Arbeit braucht mehr Aufmerksamkeit als jede andere Kategorie. Sie verbringen viel mehr Zeit darin als in allem anderen und wenn Sie nicht nach Hause gehen, um sich umzuziehen, tragen Sie sie häufig auch zum Ausgehen.

Vermeiden Sie Extreme. Sie müssen in Ihrer Farbwahl nicht schmucklos, ultrakonservativ oder ohne individuelles Styling sein. Drücken Sie Ihre Persönlichkeit in Farben, Oberflächen und

Ehefrauen sind emotionale Wesen. Kleidung spielt eine wichtige Rolle im Management der Emotionen.

Linien aus, so viel Sie können. Vermeiden Sie dabei das Boudoir oder die Cocktailstunde. Ein schwarzer Anzug aus feinem Stoff mit einem schwarzen Satinkragen kann morgens zur Arbeit passen, aber die große schwarze Satinstola, die Sie normalerweise dazu anziehen, ist dann fehl am Platz. Wenn Sie sie für abends brauchen, verstecken Sie sie bis dahin in Ihrem Beutel.

Was Sie ebenfalls vermeiden sollten, ist der »zu sportliche Look«, an den sich häufig neue Universitätsabsolventinnen klammern oder Ehefrauen, die auf dem Land wohnen. Wenn Sie dicke Wollsocken brauchen, um auf dem Weg zum Zug nicht zu erfrieren, schön und gut; und genau da rettet Sie wieder Ihr Beutel, um all Ihre Wechselschuhe und -strümpfe mitzunehmen. Egal, wie das Wetter wird: Schwarze Socken und Loafer gehören nicht ins Büro.

Ehefrauen sind emotionale Wesen. Kleidung spielt eine wichtige Rolle im Management der Emotionen. Wenn Sie zur Arbeit gehen und wissen, wie wunderbar Sie aussehen, entspannt sind, sich wohlfühlen und angemessen gekleidet sind, werden Sie wacher sein und besser in der Lage, auch mit unerwarteten Problemen umzugehen. Wenn Sie sich angewöhnen, sich jeden Tag gut anzuziehen, werden Sie vermeiden, dass Sie wegen einer unerwarteten Situation bei der Arbeit oder danach in Panik geraten.

Bei Anzügen hängt es davon ab, ob Sie ein »Anzug-Mädchen« sind oder nicht. Es gibt keine Regel, die besagt, dass Sie zur Arbeit welche tragen müssen, wenn Sie sie lieber auf dem Land oder abends tragen. Es gibt keine Regel, die Sie davon abhalten könnte, sie jeden Tag als Teil einer großen Anzugsammlung zu tragen, wenn das eben Ihr Stil ist.

An Anzügen gefällt mir besonders gut, dass die Blusen so wunderbar individuell sein können. Blusen, die partout nicht im Rock bleiben wollen, kann ich allerdings nicht ausstehen. Dafür gibt es verschiedene Lösungen. Ich mache Blusen immer mit einer definierenden, permanenten Gürtellinie. Sophie, eine der großartigen *Couturiers* von Saks Fifth Avenue, hat einen elastischen Zusatz für Strumpfhosen erfunden, um Ihre Bluse unten zu halten.

Meine Models haben ihre eigenen Tricks. Die eine näht winzige Metallgewichte in den Saum, um ihn unten zu halten. Eine andere steckt ihre Bluse in ihren Hüfthalter.

Wenn Sie Anzugsfarben und -stoffe aussuchen, seien Sie vorsichtig mit Schwarz und Blau, die schreckliche Fusselmagnete sein können.

Cocktail- und Abendkleidung

Sie brauchen ein langes Abendkleid, ein Design, das langsam wieder ein Comeback feiert und etwas Unterstützung braucht. Wenn Sie sagen, dass es keine Gelegenheit zum Tragen gibt, schaffen Sie selbst eine. Ich denke, keine Garderobe ist ohne mindestens ein langes Kleid komplett.

Cocktailkleidung ist aus jedem Stoff und in fast jedem Design möglich. Ich bin felsenfest davon überzeugt, dass Accessoires die entscheidenden Faktoren sind. Satinschuhe, fabelhafter Schmuck, weiße Ziegenlederhandschuhe und festliche Handtaschen können aus einem einfachen, ordentlichen Woll- oder Seidenkleid ein Galaensemble machen.

Satinschuhe, fabelhafter Schmuck, weiße Ziegenlederhandschuhe und festliche Handtaschen können aus einem einfachen, ordentlichen Woll- oder Seidenkleid ein Galaensemble machen.

Cocktailkleider können freizügig sein, wenn Sie sonnengebräunt sind und sich wie das blühende Leben fühlen. Ist Ihre Haut winterweiß, ein bisschen fade oder Sie sind leicht erkältet und fühlen sich nicht ganz auf der Höhe, geht auch hochgeschlossen.

Was Sie auch tragen, entscheidend ist, was mit Farbe, Oberfläche oder Design ausgedrückt werden kann – oder mit einer sorgfältigen Kombination. Einstellung und Persönlichkeit geben den Ton an. Weil mir im Winter immer kalt ist, vermeide ich knappe Designs und baue auf lange Kleider aus Wolle und Jersey. Eins meiner liebsten Cocktailoutfits besteht aus einem Strickpulli-Kleid in Winterweiß mit langen, engen Ärmeln, Seidenchiffon am Kragen, dazu eine einfache Diamantennadel, Strass-Armband und Satinschuhe. Die weiche, weiße Oberfläche mit glitzernden Akzenten ist für mich Winter pur und hält mich kuschelig warm.

Sportswear

Für mich ist das beinahe dieselbe Kategorie wie »Kleider«, da Kleider meiner Meinung nach für die meisten legeren Gelegenheiten als Zuschauerin getragen werden sollten. Hosen haben bei Tennisspielen, auf Rennbahnen oder Baseballplätzen nichts verloren; Jeans sollten auf dem Viehhof bleiben oder nur zum Squaredance hervorgekramt werden, für Strandpartys im Mondlicht oder zum Streichen der Gartenmöbel.

Eine Frischverheiratete, die ich kenne, hatte eine unausgewogene Garderobe, bestehend aus Jeans, weiten Röcken und einigen studentisch aussehenden Wollsachen für die Arbeit und ungefähr 28 Cocktailkleidern. Seit ihrer Hochzeit hat Sie ihre »vulgär aussehenden Kuh-Hosen« gegen den »Pulli-Look« ausgetauscht und trägt jetzt sportliche, karierte Röcke, Woll- und Kaschmirpullunder und klassische Hemdblusen.

Ihre Sportkleidung hängt von Ihrer Aktivität ab: Machen Sie Clubsport wie Golf, gehen Sie mit Ihrem Ehemann und Kindern auf Sportveranstaltungen, leben Sie auf dem Land oder in der Stadt? Wenn Sie als Junggesellin gern in Jeans herumgelümmelt haben, müssen Sie sich vielleicht erst an Kleider und Röcke für Ihre neue Rolle gewöhnen. Die Ehe ist natürlich eine ziemliche Umstellung und ich glaube, sich wie eine *Ehefrau* und nicht wie ein Schulmädchen anzuziehen, ist genauso wichtig, wie Eier zu pochieren und die Anzüge Ihres Ehemanns reinigen zu lassen.

Allgemein empfehle ich Ihnen solide, praktische Sportkleidung: einen weiten Tweed-Mantel oder einen zotteligen Country-Anzug, wenn Sie in der Stadt wohnen, und für das Leben auf dem Land oder in der Vorstadt eine Auswahl an Tweeds, Wolle, Leder und Kaschmir.

Ziehen Sie sich für aktiven Sport angemessen an. Tragen Sie Golfkleidung auf dem Golfplatz, ein Tenniskleid auf dem Tennisplatz oder, je nach Vorliebe, Shorts und T-Shirt; Weiß sieht nicht nur am besten aus, sondern ist auf einigen Plätzen Pflicht.

Mäntel

Obwohl Mäntel einst für die Arbeit, zum Ausgehen oder zum Reisen gedacht waren, gibt es jetzt mehr Mäntel denn je, um Outfits aufzuwerten. Die neue Verarbeitung von Stoffen, Oberflächen und Fütterung hat das Mantel-Denken radikal verändert.

Futter ist ein wichtiger Beitrag zur Mantelgarderobe. Zwar mag eine Fütterung zu einem bestimmten Kleid passen, kann aber auch verschiedene andere bereichern. Ein braun kariertes Futter gibt Schwarz-Weiß, Gelb- oder Brauntönen oder dem kleinsten Farbklecks in Karo eine neue Dimension.

Pelzfütterungen sind meine Vorstellung von Luxus und einem behüteten Gefühl. Ein pelzgefütterter Tweed kann überallhin und hält Sie auch noch warm. Luxus-Tweed mit Augenmerk auf ein ansprechendes Inneres steht für das neue Mantelparadigma, das durch Polomäntel entstand. Über der Schulter mit Abendkleidung getragen, ist er nicht mehr aus dem Country-Club-Style wegzudenken.

Als Stadtpflanze habe ich den Polo-Mantel als hellroten Karomantel aus Wolle interpretiert, der auf ganz ähnliche Art einen doppelten Zweck erfüllt. Im weitesten Sinne kann ein besonders legerer Mantel zu einer formellen Gelegenheit doubeln, was ein Stilzwischending nicht könnte. So wie beim Polo-Mantel, der auf den Ball im Country-Club geht, darf mein roter Karomantel ins Büro, aber ich habe ihn auch schon zu einer Neujahrsgala über einem langen, roten Flanellabendkleid und zu einem schnieken Ball über die Schulter zu einer weißen Samtrobe mit einer roten Schärpe getragen.

Abends kommt es auf die Textur an. Der rote Karomantel – oder selbst ein einfarbiger roter Mantel – kombiniert das Gefühl von weicher Üppigkeit mit der Wärme und Heiterkeit von Rot. Eine weitere effektive Kombination von formell und lässig könnte ein Satinmantel über einem Tweed-Kleid für Cocktails sein, während ein komplettes Satin-Outfit zu einer solchen Gelegenheit zu formell wäre.

Wenn Ihre Mantelauswahl beschränkt ist, müssen Sie nicht auf den alten Ersatzspieler in Schwarz ausweichen. Warum nicht Rot, Grau oder Beige? Letzterer müsste allerdings häufiger gereinigt werden. Mäntel mit rauer Oberfläche und aus Tweed sind meist anpassungsfähiger als die glatten Designs und eignen sich zum Dauereinsatz. Schwarze Mäntel eignen sich nicht unbedingt als Standardteil, weil es schwer ist, sie fusselfrei zu halten und kompliziert in der Abstimmung mit anderen Schwarztönen. Perfekt koordinierte schwarze Outfits sind chic; doch ziemlich trostlos, wenn die Abstufungen nicht genau stimmen.

Am anderen Ende des Spektrums befindet sich der weiße Mantel, der vor vielen Jahren von der Bildfläche verschwand und nun wieder vermehrt zum Einsatz kommt. Wenn Sie Weiß mögen, stellen Sie ihn sich als Tagesmantel über dunklen oder leuchtenden Farben vor.

Sommermäntel haben Jacketts, Stolen, Boleros und verschiedenen Umhang-Variationen Platz gemacht. Pastell-Tweed ist nach wie vor als schwerer Mantel eine gute Idee, und ein dünner Satinmantel eignet sich als galamäßige Bedeckung im klimatisierten Restaurant oder Theater. Sommer-Satin ist besonders über einfacher, aber eleganter Baumwolle effektvoll.

Da ich im Sommer an der Küste wohne, verlasse ich mich vom frühmorgendlichen Spaziergang bis zu Cocktails auf dem Boot der Nachbarn auf Pullover. Mit Edelsteinen und Pelz besetzte Pullover können abends sehr elegant sein, aber *Vorsicht*, dass sie nicht *überladen* sind. Eine Freundin von mir hatte einen Pullover, der von der Vorderseite bis fast zur Hüfte mit einem riesigen Fuchskragen besetzt war. Als sie eines Tages den Fuchs abnahm, um den Pullover reinigen zu lassen, stellte sie fest, dass er wie ein perfekter Sommerpelz als schöner Reif um ihre Schultern passte.

Zusätzliche Jacken sind auch eine wichtige Ergänzung für Ihre Mantelauswahl. Suchen Sie sie sorgfältig aus, damit sie gut

Jede Frau sieht in einem Regenmantel im richtigen Umfeld wunderbar aus – aber nicht in der Stadt!

zu Ihren anderen Kleidungsstücken passen und nicht nur an sich schön sind. Pelzjacken sind toll, genau wie kurzer, bunter Tweed. Ich trage Lederjacken in der Vorstadt und auf dem Land mehr als in der Stadt – mit dem absoluten Tabu von Pastell-Leder in der Stadt.

Regenjacken

Die Regenmode zeigt sich seit Kurzem von ihrer sonnigen Seite und die Aussichten bei schlechtem Wetter sind weiterhin gut. Nur einen Regenmantel zu haben, ist überholt. Sie können jetzt für die wirklich grausigen Tage einen Sturmmantel mit Fell- oder Alpakafutter haben und traumhaft schöne wasserdichte Stoffe in allen Designs, wenn es gießt oder der Himmel düster droht. Pelz- und Samtbesätze und ungewöhnliches Futter haben Regenkleidung so wunderschön gemacht, dass ein Regenmantel mit Ihren regulären Mänteln durchaus mithalten kann.

Für Winterabende – wenn es sicherlich, kurz bevor Sie sich auf den Weg zu einer Party machen, anfängt zu regnen – gibt es wunderbar voluminöse wasserabweisende Samtmäntel, die Ihr hübsches Kleid schützen und Sie glanzvoll umhüllen.

Sie werden außerdem einen leichten Regenmantel für den Sommer brauchen. Winterschwere würde Sie nur erdrücken. Verlassen Sie sich nicht auf etwas harmlos Aussehendes, um die Sonnengüsse abzuwehren.

Öljacken und Fischerhüte sorgen für Farbe und muntern das Landleben auf. Besonders die Schnallen wirken schützend und das ganze Konzept sieht mit Stiefeln, ohne die es auf dem Land oder an der Küste gar nicht geht, großartig aus. Jede Frau sieht in einem Regenmantel im richtigen Umfeld wunderbar aus – aber *nicht* in der Stadt! Auf die Gefahr hin, dass ich zu willkürlich klinge, werde ich auf jeden Fall einlenken, dass ein Regenmantel in der Stadt okay ist, um den Hund auszuführen, oder für einen kurzen Abstecher in die Reinigung. Aber Regenmäntel gehören nicht ins Büro oder irgendeine gesellige Kulisse außerhalb des primitiven, den Elementen ausgesetzten Lebens.

Pelz

Als luxuriösester Stoff wirft Pelz einen weichen Glanz auf Ihren Teint und stärkt Ihr feminines Selbstverständnis. Von Hase bis Chinchilla, echt oder falsch, sollten Pelze eine tragende Rolle in Ihrem Schrank spielen.

Bleiben Sie beim Thema Pelz flexibel und zeitgemäß. Sie

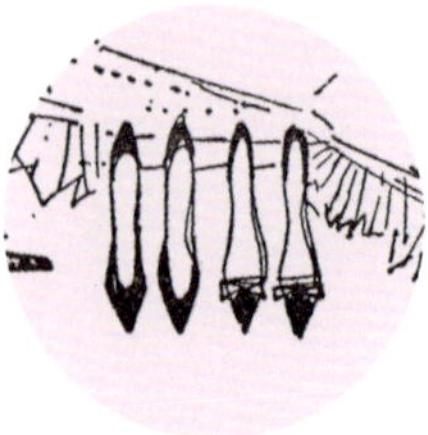

»müssen« keine Nerzstola als Statussymbol oder Beweis Ihres gesellschaftlichen Rangs haben. Eine Nerzstola ist für mich zwar ein gemütliches Teil, jedoch streng genommen nicht »modisch«, sondern eher zeitlos als zeitgemäß.

Das extravagante Gefühl von Nerz ist traumhaft, doch besonders in einer flexibleren Form als der Stola. Wenn Sie eine alte Stola haben, die Sie wegen der ursprünglichen Investition weiterhin tragen, lassen Sie daraus einen Luxusmuff machen oder füttern Sie damit eine Tweed-Jacke. Hauchen Sie ihr ein neues Leben ein. Nur eine Sache bitte – halten Sie sie vom Pudel fern!

Obwohl ich die Nerzstola nicht für essenziell halte, hat sie doch ihre Berechtigung im Schrank.

Der fröhlich-bunte Abendmantel aus Satin oder Samt ist ein lebhafter Ersatz und gibt Schutz und Wärme. Viele Frauen denken, wenn sie schon frieren, dann wenigstens in eine Nerzstola gehüllt. Das sehe ich anders. Ein riesiger roter Samtmantel mit einer wasserdichten Oberfläche hüllt Sie trotz eisigem Wind und unumgänglichen Schauern, die immer dann tröpfeln, wenn Sie ein Taxi rufen oder zum Parkplatz laufen, glanzvoll ein. Großzügig mit Nerz gefütterte Pastellmäntel sind Luxuspelze und könnten nicht schmeichelhafter sein.

Wo wir bei Schmeichelei sind, muss ich ein gutes Wort für Pelzhüte einlegen. Ob Sie eine zeitgemäße Theda Bara sind oder schnell an den Ohren frieren, gehören Pelzhüte zu den glamourösesten Accessoires. Versuchen Sie, Ihren Pelzmantel exakt auf Hut oder Kappe abzustimmen.

Pelzmäntel gibt es in drei Kategorien: Luxus, leger und ehrlich falsch.

LUXUSPELZE haben sich in den letzten Jahren aufgrund von verbesserter Technik unglaublich gemacht. Pelze können jetzt mit der Beweglichkeit von Stoffen geschnitten und verarbeitet werden. Kombinationen wie Robbe mit Nerz oder Otter und Nerz haben die Modewelt aufgewirbelt. Sie können von einem Luxuspelzmantel nicht nur erstklassige Felle erwarten, sondern auch Stil und perfekten Sitz.

LÄSSIGE FELLE sind Waschbären, Maulwürfe und andere erschwingliche Pelze, die sich gut an die Mode anpassen. Sie tauchen jedes Jahr als Saum oder Jacken oder Futter genauso auf, wie Designer es sich einfallen lassen und es den Kunden gefallen könnte.

KUNSTPELZ sollte als eigenständige Mode betrachtet werden und ist kein Ersatz für echten Pelz. Ehrlicher Kunstpelz ist ein

Kaufen Sie keinen nichtssagenden Kopfschmuck. Lassen Sie jeden Hut eine Geschichte erzählen, zu einem Outfit passen, ein Modebedürfnis erfüllen.

neuer Luxusstoff, der eine Garderobe unermesslich bereichern kann. Er wirkt nur, wenn er kühn als das getragen wird, was er ist, und niemals etwas anderes vorgaukelt.

Pelze sind Einstellungssache, ein Symbol der Zuneigung und ein Spiegel von Luxus und Weiblichkeit. Nicht einmal Diamanten können mit den Stimmungen, die Pelze erzeugen, mithalten. Auswahl und Benutzung Ihrer Pelze sollte extrem persönlich bleiben, um Ihre eigenen Launen zu befriedigen. Ich bin zum Beispiel entzückt von Felltaschen und habe welche in verschiedenen Größen: von einer winzigen Clutch bis hin zu einem riesigen Beutel. Da mir Pelztaschen so viel Freude bereiten, zaubert meine kleinste selbst im Sommer zu Baumwollkleidung förmliche Eleganz. Pelze sind sehr speziell und individuell. Sie erfordern Ihre besondere und persönliche Aufmerksamkeit.

Kopfbedeckung

Hüte sollten nicht nur hübsch, sondern auch praktisch sein. Im Winter sollen sie Ihre Ohren warmhalten und im Sommer Ihren Augen Schatten spenden. Jedes einzelne Design sollte gut passen und Ihr Gesicht aus jedem Winkel im besten Licht dastehen lassen.

Viele Frauen ignorieren die Hüte in ihrem Schrank förmlich. Eine traurige Tendenz. Historisch und romantisch gesehen waren Hüte das Symbol einer Frau, doch heute tragen mehr Männer als Frauen Hüte – eine bedauerliche Situation.

Vermeiden Sie Hüte nicht. Sie sind schwierig, aber es lohnt sich, sie zu perfektionieren. Das Klischee der Frau, die einen Hut kauft, um sich aufzuheitern, könnte kaum passender sein. Ein Hut kann Ihren Emotionen und Ihrem Aussehen Auftrieb geben. Da in jedem Schrank mindestens eine Kopfbedeckung für die Kirche, gesellschaftliche Anlässe und extrem heißes oder kaltes Wetter sein muss, nehmen Sie nicht den ersten oder harmlosesten Hut, der Ihnen in die Hände fällt, als »notwendiges Übel«. Entwickeln Sie Ihren eigenen Hut-Stil und drücken Sie damit Ihre Individualität aus.

Ich kann Hütchen nicht leiden, die unentschlossen seitlich am Kopf kleben. Wenn Sie schon einen tragen, geben Sie ihm die Hauptrolle. Ein Barett aus rotem Fuchs. Ein Helm aus Gänseblümchen. Ein riesiger Strohskimmer. Kaufen Sie keinen nichtssagenden Kopfschmuck. Lassen Sie jeden Hut eine Geschichte erzählen, zu einem Outfit passen, ein Modebedürfnis erfüllen.

Außerdem brauchen Sie Tücher für Reisen im Auto, schützende Kopfbedeckung für Zuschauersport im Freien und ver-

Da die meisten Leute zuerst Ihr Gesicht sehen, sollte Ihr Hut sowohl schmeichelhaft als auch zeitgemäß sein.

schiedene Strohhüte und Pikees, die im Sommer Ihren Kopf behüten und schöne Schatten auf Ihr Gesicht werfen.

Ich finde, Pelzmäntel passen nicht zu Blumen- oder Strohhüten. Pelze sollten mit Pelzen kombiniert werden – oder mit einem eindrucksvoll aussehenden Haarfilz, der das gleiche Oberflächengefühl vermittelt. Ein Pelzmantel braucht ein Gegengewicht auf dem Kopf. Andernfalls riskieren Sie bei einem riesigen Pelzmantel, dass Ihr Kopf winzig wirkt, weil es eine leichte Fehlproportion zwischen Kopf und Körper gibt. Es gibt nichts Romantischeres als eine riesige Anna-Karenina-Fellmütze oder eine volle, tiefe Fellkapuze, die Abenteuerlust heraufbeschwört – und nie aus der Mode kommt.

Klassische Stile ergeben die beste Grundlage für eine Hutsammlung, weil sie den meisten Frauen leichtfallen – was wahrscheinlich ihren Status als Klassiker erklärt. Zwei führende Beispiele sind die Glocke und die Baskenmütze. Je nach Stoff eignen sich beide für Stadt und Land. Baskenmützen sind nicht ganz so praktisch wie der Glockenhut, wenn es darum geht, Ihr Haar unten zu halten, aber sie sehen gut aus – was beweist, wie weit die baskische Bauernbekleidung in der Modewelt gekommen ist.

Kopftücher haben Hüte in einem Großteil der Vorstadtkleidung abgelöst, was okay ist, wenn Sie wissen, wie man ein Kopftuch trägt, das Ihnen steht und zu Ihrem Outfit passt. Aber Tücher können rutschen und nach einer Weile unbequem werden. Wenn ich im Sommer das Landleben auf Long Island genieße, machen mir Hüte mehr Spaß. Strohhüte, Pikee- oder Baumwollstoffe bleiben auf meinem Kopf, ohne mich einzuschränken, und spenden meinen Augen Schatten, was ein Tuch nicht fertigbringt.

Wenn Sie reisen, ist es wichtig, einen Hut zu haben, den Sie einpacken können. Wenn Sie keinen haben und Kirchen besichtigen, ist es sehr romantisch, ein sehr hübsches, gestärktes Spitzentuch auf Ihrem Kopf zu tragen. Mantillen sind auch sehr schön, aber Sie müssen wissen, wie man sie trägt. Vermeiden Sie den Touristenfehler, einen schwarzen Spitzen-Mantilla über einem Baumwollkleid zu tragen.

Als vor Kurzem eine Freundin von mir heiratete, entwarf ich die Kleidung für die Angehörigen der Braut. Ihr Kopfteil war eine dramatische Angelegenheit, die sich vom Hinterkopf bis zum Boden ergoss. Im Kontrast dazu trugen alle Brautjungfern kleine gestärkte Tücher, die quadratisch auf ihren Köpfen lagen.

Da die meisten Leute zuerst Ihr Gesicht sehen, sollte Ihr Hut sowohl schmeichelhaft als auch zeitgemäß sein. Wenn im Kalender Frühling steht, warten Sie, bis der Schnee schmilzt und das Grün sich zeigt, bevor Sie einen Hut voller Gänseblümchen aufsetzen, sonst wirkt Ihr Outfit genauso deplatziert wie ein Organdy-Kleid und offene Sandalen zu einer Schneeballschlacht.

Handschuhe

Ich dachte immer, man könnte unmöglich zu viele Handschuhe haben, aber vor Kurzem habe ich meine Meinung geändert. Es *sind* zu viele, wenn Verwirrung und Zeitverschwendung entstehen, weil Sie nach dem richtigen Paar kramen. Sind Ihre Handschuhe in einem schlechten Zustand, verabschieden Sie sich von den untragbaren und bringen Sie verstreute Paare wieder zusammen. Halten Sie die Farben beisammen.

Am wichtigsten in einer Handschuhauswahl ist Weiß – kurze in Baumwolle und Ziegenleder, längere je nach Stilpräferenz und Anlass. Für jeden formellen Anlass, zu dem die Handschuhe bis über die Ellenbogen gehen, bevorzuge ich Hautfarben. Mein Lieblingsbeispiel ist ein besticktes, schwarzes Abendkleid aus Samt, das ich zuerst mit weißen und dann mit schwarzen Handschuhen probierte, von denen keine stimmig waren. Ein Paar lange, braune Ziegenlederhandschuhe erzeugten genau die richtige Illusion.

Der Nachwelt werde ich jedoch mit langen weißen Handschuhen in Erinnerung bleiben, da im Philadelphia Museum eine Figur von mir neben Prinzessin Grace von Monaco – dem berühmtesten Mädchen in weißen Handschuhen – steht. Ich bin dort ausgestellt, weil ich einen Preis für Design im zwanzigsten Jahrhundert gewonnen habe und man mich bat, dem Museum die Robe zu hinterlassen, die ich bei der Verleihung trug. Es ist ein goldenes, besticktes, trägerloses Ballkleid, knöchellang und mit einer formellen Kopfbedeckung, einem weißen Fuchsmuff und den langen weißen Handschuhen.

Ich bedauere nur eine kleine Sache. Die Leute vom Museum kamen, um meine Maße für die Puppe zu nehmen, und als ich vor der Widmung mit dem Kleid ankam, war ich sowohl bestürzt als auch verzweifelt. Das Gesicht ist absolut wunderschön, aber ich bekam den Reißverschluss nicht zu. Da ich stolz auf meinen schmalen Brustkorb und meine 45-Zentimeter-Taille bin, hoffe ich, dass sie die Puppe irgendwann in ihre richtige Form bringen.

Für den alltäglichen Gebrauch setze ich auf kurze Baumwollhandschuhe und habe immer mindestens ein zusätzliches, sauberes Paar dabei. Weiße Shorties behandle ich wie meine Strumpfhosen: Sie müssen nach jedem Tragen gewaschen werden und es ist gut, einen großen Vorrat davon zu haben.

Für Sportkleidung werden zweifarbige Handschuhe aus brau-
nem Schweinsleder jedes Ensemble betonen. Vergessen Sie nicht ein Paar sehr warme Handschuhe für bitterkalte Tage. Eine Frau, die in ihre eiskalten Finger haucht, ist kein schöner Anblick.

Ich trage nur mitten im Winter keine weißen Baumwollhandschuhe – abgesehen von Schnurhandschuhen mit Tweed. Wenn es wirklich kalt ist, wähle ich zwischen Leder, Wildleder oder Wolle. Schwarze Ziegenlederhandschuhe mit acht Knöpfen sind etwas düster, aber solide und warm im Winter. Beiges Leder und Wildleder sind wunderbar, aber achten Sie bei beiden darauf, sie genau mit anderen Farben abzustimmen. Wenn Ihnen Beige gefällt, empfehle ich Ihnen, eine konkrete Garderobe aus Brauntönen anzulegen, damit die Koordination stimmt. Goldene Jersey-Handschuhe sind Basics, die zu fast allen Farbschemata passen. Es gibt Gelbtöne, die das Gleiche fertigbringen.

Ausgefallene Farben sind gut, wenn Sie es sich leisten können oder Handschuh-Närrin sind. Andernfalls können Sie sich getrost auf Beige, Weiß und gelegentlich Schwarz verlassen.

Ich mag es lieber, wenn Handschuhe und Schuhe nicht zusammenpassen. Weiße oder neutrale Handschuhe passen am besten zu ungewöhnlichen Schuhfarben.

Sie sind in der wunderbaren Welt der Farben, Leder, Stoffe und Längen ganz auf sich gestellt. Einen Rat habe ich für Sie: Kaufen Sie ein ausgefallenes, neues Design oder eine ungewöhnliche Farbe nicht »einfach nur so«. Sie sollten vor dem Kauf wissen, warum und wie Sie Handschuhe tragen.

Handtaschen

Abgesehen vom enorm wichtigen Beutel in einer neutralen Farbe oder schwarzem, weichem Leder oder gewobenem Stoff, sollten Sie sich eine einheitliche Handtaschensammlung zulegen. Genau wie Schuhe haben Handtaschen die längste Lebensdauer. Sie kommen nicht so schnell aus der Mode und passen sich leicht vielen Outfits und Stimmungen an.

Abgesehen vom geräumigen Beutel, sollten Ihre Taschen zu Anzug und Mantel ebenfalls geräumig sein, egal, wie groß oder schwer Sie selbst sind. Nichts langweilt mich mehr als dieser Unsinn, dass kleine Frauen mit Miniaturhandtaschen auskommen müssen und umgekehrt, dass es Frauen gibt, die tatsächlich denken, Sie könnten sich keine kleine Clutch erlauben.

Die Größe Ihrer Tasche sollte von der Größe und dem Gewicht Ihres Outfits und seiner Funktion abhängen. Eine kleine, halbherzige Tasche zu schwerem Tweed ist einfach nur unsinnig.

*Für einfach nur
…stige Handtaschen
suchen Sie sich
etwas Modisches
…us, unmittelbar und
aufregend.*

Sie brauchen eine große, gröbere Handtasche, um das Ensemble abzurunden. Bei Handtaschen zählt eher die Dimension des Outfits als die persönliche Dimension.

Abgesehen von Taschen zu Mantel und Anzug habe ich gern viele kleine Taschen in verschiedenen Farben und Stoffen, die ich, falls nötig, in meinen Beutel stecken kann. Tagsüber Kalbsleder, Wildleder und Muster, die zu Ihren Schuhen passen; am Abend Clutches aus Brokat, Satin oder Samt, um ein Ensemble abzurunden oder hervorzuheben. Dazu eine kleine Felltasche, die das ganze Jahr tagsüber und abends Luxusakzente setzt.

Sie sind groß genug für alle persönlichen »Notwendigkeiten«. Alles andere verschwindet im großen Beutel, der dann im Auto, im Büro oder einer Garderobe gelassen werden kann, während Sie sich unbeschwert um Ihre Angelegenheiten kümmern können. Mein Einwand gegen große Handtaschen an sich ist, dass sie einerseits schrecklich schwer werden, man sie aber nicht mal eben zurücklassen oder leicht durch Restaurants und Theater manövrieren kann.

Tauschen Sie im Sommer Ihren Lederbeutel gegen eine Stroh- oder Weidentasche, wenn möglich mit einer kleinen, passenden Strohtasche innen. Stroh ist das beste Material für den Sommer. Ich mag weiße Taschen nicht. Selbst feinstes weißes Leder ist schwierig zu pflegen, sobald es einmal ausgepackt ist. Weißes Plastik sieht aus wie Wachstuch. Weiße Stoffe brauchen eine Lasur und dann sehen sie nach Plastik aus, womit wir wieder beim Wachstuch wären. Die Vorstellung der weißen Sommerhandtasche, die zu allem passt, ist nicht nur unmodisch, sondern auch unpraktisch, weil es bedeutet, dass Sie die meiste Zeit des Sommers mit einem fleckigen Accessoire herumlaufen.

Neben Stroh eignet sich auch schwarzes Lackleder gut für einen Sommerbeutel, obwohl es komischerweise als kleine Clutch zu schwer aussehen könnte. Andere wirkungsvolle Sommertaschen sind große bedruckte Stoff- und Gobelinbeutel – solange die Oberflächen und Farben zu dem passen, was Sie anhaben.

Mein Modegewissen zwingt mich – abgesehen von meiner Meinung zu weißen Sommertaschen –, noch zwei weitere Ein wände zu äußern. Taschen, die mit Blumen, Juwelen, Knöpfen, Schleifen, Pudeln und vielleicht einer Replik des Sherwood Forest zugekleistert sind, tragen nichts zum Outfit bei, sondern lenken ab. Und dann gibt es diese durchsichtigen Taschen, die wie etwas Medizinisches wirken, das die ganze Zeit unter Beobachtung stehen muss, falls es explodiert. Selbst pingelig sauber (was selten vorkommt) sind kristallklare Taschen reine Angeberei, und ich

kann es keinem Taschendieb vorwerfen, der sich an einer so mut
willig zur Schau gestellten Beute bedient. Ich denke, dieses Gefühl kommt aus meiner Kindheit. Meine Mutter sagte mir, es sei meine Schuld gewesen, dass mir etwas geklaut wurde, da ich wohl offensichtlich den Dieb achtlos in Versuchung geführt hatte.

Für einfach nur lustige Handtaschen suchen Sie sich etwas Modisches aus, unmittelbar und aufregend. Im Moment kann da eine aus Fell sein, wie ein Mini-Koffer aus Zebra oder Leopard. Lustige Kleidung sollte ausschließlich als Zusatz gesehen werden und nicht als Ersatz.

Sehen Sie Ihre Handtaschen wie eine Sammlung, der Sie Farben und Stoffe nach Bedarf hinzufügen, experimentieren Sie mit neuen Kombinationen, um den Look Ihrer gesamten Garderobe zu variieren. Eine Bemerkung zum Schluss: Lassen Sie sie nicht schmuddelig werden. Ganz besonders Ihre kleinen Handtaschen sind das Erste, was die Leute sehen, also pflegen Sie sie so wie Ihre anderen schönen Dinge.

Parfüm

Ich glaube an die Duftmarke, diesen einen Hauch von Aroma, der gleichbedeutend mit Ihnen ist, aber nicht etwa weil Sie nur ein Parfüm besitzen. Die Duftmarke ist die personalisierte Komposition aus verschiedenen Parfüms, Lotionen und Kosmetika Ihres täglichen Schönheitsrituals. Wenn Sie schlau genug waren, sich einen Ehemann auszusuchen, sollten Sie inzwischen auch Ihre Auswahl an Parfüms zu einem Grad der Wiedererkennung reduziert haben, sodass Ihr Mantel, Ihr Tuch oder Ihr Taschentuch für jeden, der es in der Hand hält, als Ihres erkennbar sind. Es folgt vielleicht demselben Prinzip wie einem Hund zum Trost ein Paar Socken zu geben, wenn er einsam und allein sein muss.

Quantitativ gesprochen hängt Ihr Duftsortiment natürlich davon ab, was Sie persönlich mögen und was Sie geschenkt bekommen haben. Wenn es eine Neigung gibt, der ich gern eines Tages uneingeschränkt folgen würde, dann Parfüm. Ich würde mich gerne mit wunderschönen Flaschen betörender Düfte umgeben. Je mehr ich habe, umso verhätschelter fühle ich mich. Die einzige Analogie, die mir dazu im Leben eines Manns einfällt, sind Pfeifen. Manche Männer haben vierzig oder fünfzig, die sich in Material und Oberfläche unterscheiden. Sie könnten niemals alle auf einmal rauchen, genau wie ich auch nicht all meine Parfüms auf einmal tragen könnte – aber es ist trotzdem eine schöne Vorstellung.

> *Wenn Sie ein bezauberndes Tuch sehen, widerstehen Sie nicht. Schlagen Sie sofort zu, denn vielleicht ist es beim nächsten Shoppingtrip vergriffen.*

Egal, wie viele Flaschen Sie haben, öffnen Sie nur ein oder zwei gleichzeitig. Parfüm scheint schon zu verfliegen, wenn man es nur anschaut.

Jenseits der Grenzen des Schminktisches benutzen Sie Duftsäckchen oder Puder, um Ihre Kleidung mit Duft zu erfüllen. Als Zusatz: Zerstäuber verlängern das Leben der Düfte und sind effektiver.

Tücher

Ich glaube an Tücher – ich habe wohl an die zweihundert. Sie sind mein Lieblingsaccessoire, weil sie so einzigartig sind. Ich gehe selten aus dem Haus – oder bleibe zu Hause –, ohne eins um meinen Hals oder in meine Jacke gesteckt zu haben.

Tücher sind wunderbar und nicht teuer. Sie bilden die einzige Kategorie, die sich aus Spontankäufen aufbauen lässt. Wenn Sie ein bezauberndes Tuch sehen, widerstehen Sie nicht. Schlagen Sie sofort zu, denn vielleicht ist es beim nächsten Shoppingtrip vergriffen.

Da Tücher zeitlos sind, können Sie Ihre Sammlung stets aufstocken. Ausmisten müssen Sie nur ausgediente oder fleckige Exemplare. Schwelgen Sie in Chiffon, Satin, Challis, Seide, Schleifen, Pelz, Lamé, Leder, Pikee oder Netz. Kaufen Sie Streifen, Drucke, Karos, Einfarbiges, Paisley. Kurz, lang. Viereckig. Winzige Halstücher in den Kragen eines Pullovers oder Kleids gesteckt. Enorme Chiffonstoffe, die Hals und Schultern unter einem Theatermantel aus Satin einhüllen. Tücher sind unermüdlich und wenn Sie kein passendes zu Ihrem Outfit finden, machen Sie selbst eins.

Eine Tuchkollektion aufzubauen, ist günstig und macht Spaß. Sie können einen Dollar fünfzig oder hundertfünfzig Dollar für einen wunderbaren, golddurchwirkten, indischen Schal ausgeben. Wundervolle Effekte gibt es beinahe geschenkt oder für das sprichwörtliche Vermögen – was auch immer Ihr Herz begehrt.

Beim Experimentieren werden Sie mit neuen Ergebnissen belohnt. Letztes Jahr fand ich zufällig heraus, dass ich ein »Schlüsseltuch« hatte, das zu allem passte, das ich hatte. Es ist aus einem senffarbenen Gold und ich trug es zu Rot, Schwarz, grünem Tweed – zu allem. Die Oberfläche des Tuchs ist bemerkenswert und kann deshalb viele Töne »annehmen«, zu meiner Überraschung sogar den metallischen Schimmer eines bronzefarbenen Bands in meinem Haar.

Tücher können als bindendes Element in einer Saison in Ihrem Schrank zu einem einfarbigen Farbthema beitragen. Das einfarbige Thema ist einen genauen Blick und einen Versuch wert. Der GRÜNE, SCHWARZE oder BEIGE LOOK sind am effektivsten – Beige zum Beispiel geht von Tiefbraun bis beinahe Weiß in ineinander übergehenden Schattierungen von Braun.

Unterwäsche

Unterwäsche hat zwei Funktionen: Nutzen und Glamour. Ich glaube an Gürtel oder elastische Unterhosen für alles, auch Shorts. Figurkontrolle zu jeder Zeit verbessert die Haltung und verhindert, dass Sie in die Breite gehen. Die Vorstellung, unter einem Glockenrock kein Mieder zu tragen, ist falsch. Ich denke, es sollte ein Gesetz geben, das das Tragen von engen, schmalen Röcken ohne Mieder verbietet. Meine Mutter hat mich in ein Mieder gesteckt, als ich 13 war; und seitdem trage ich eins.

Für aktiven Sport, Loungewear und Abendkleidung empfiehlt sich eine angemessene Basis und ein Unterteil, an dessen Schlaufe ein rückenfreier BH befestigt werden kann. Mieder brauchen Ruhe, um länger zu halten. Tragen Sie nie das gleiche Mieder an zwei aufeinanderfolgenden Tagen. Und bitte keine Sicherheitsnadeln. Reparieren Sie Strumpfhalter sofort. Sicherheitsnadeln reißen den Stoff ein, rosten beim Waschen und sind riskant für Ihre Haut.

BHs brauchen wahrscheinlich mehr Ruhe als irgendein anderer Bestandteil Ihrer Unterwäsche. Egal, wie stark sie anfangs sind, ständiges Waschen hinterlässt Spuren. Selbst wenn das Gummi oder die Träger nicht abgenutzt aussehen, verlieren sie doch im Laufe der Zeit – salopp gesagt – die Fassung. Achten Sie darauf, für jedes Kleid und jede Silhouette die richtige BH-Form zu haben. Und auch hier sind Sicherheitsnadeln tabu. Waschen Sie die BHs nach jedem Tragen; die meisten sind aus Zauberstoffen gemacht, die innerhalb weniger Stunden trocknen.

Fügen Sie immer wieder neue Unterwäsche hinzu, sowohl Mieder als auch BHs, sodass Sie immer etwas Frisches und Munteres bereit haben, wenn ein getragenes Kleidungsstück den Geist aufgibt.

Die gesündeste Herangehensweise an die grundlegende Garderobe einer gut gekleideten Ehefrau ist die Verfügbarkeit der wichtigsten Zutaten und deren sorgsame Mischung. Erinnern Sie sich an Ihren ersten selbst gebackenen Kuchen? Auch hier gelten Vorsicht und Selbstvertrauen.

5. KAPITEL

Die Garderobe hegen & pflegen

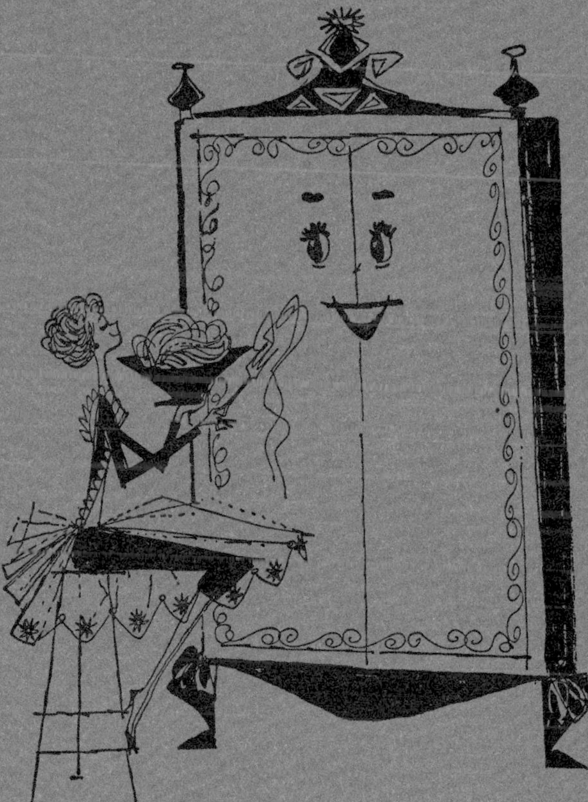

LIEBE EHEMÄNNER:

Kleider funktionieren wie politische Meinungen. Es gibt immer eine neuere, aufregendere Idee am Horizont, besonders wenn verschiedene Parteien im Spiel sind.

Auf Königin Anne Boleyn bin ich manchmal ein wenig neidisch, weil ich einmal gelesen habe, dass sie ihre Kleider einmal trug und sie dann einer wartenden Zofe zuwarf. Als ich diese hinreißende Geschichte meinem Ehemann spätabends, als ich zu müde war, um mein Kleid aufzuhängen, erzählte, sagte er nur: »Und deswegen ließ Heinrich VIII. sie hinrichten.«

Obwohl die meisten Männer heutzutage nicht ganz so gewalttätig sind wie der Vater von Elisabeth I, gibt es zahlreiche gute Gründe, sich sorgsam um Kleidung zu kümmern, damit einem die Freude daran nicht vergeht.

Kleidung sollte man individuell pflegen und behandeln. Manc ein Material braucht Luft, andere Kleidung behält ihre Form besser, wenn sie liegt, einige Pullover sollten über Nacht in der Kühlschrank. Einige Stoffe verblassen, andere hängen sich aus, wieder andere blühen in Plastiktüten förmlich auf.

Vom Kopf bis zu den Füssen

HÜTE mit Krempe gehören auf Huthalter, damit sie ihre Form wahren. Stopfen Sie die Krone Ihres Florentiners mit Taschentüchern aus und legen Sie den Hut umgekehrt in eine leicht zu große Hutschachtel. Hüte sollten getrennt voneinander aufbewahrt werden, am besten in Plastikkisten oder Hutschachteln mit Plastikfenstern zum Hineinschauen. Wenn einige in geschlossenen Schachteln sind, kleben Sie ein Etikett darauf und beschriften Sie es ordentlich mit ROTER GLOCKENHUT AUS SAMT etc., damit Sie nicht jede einzelne Schachtel herausziehen müssen, um zu finden, was Sie suchen.

Frischen Sie Filz- und Samthüte mit einer Hutbürste auf oder wischen Sie vorsichtig mit dem vielseitig einsetzbaren Tesa Knöchel-Fusselband darüber.

Knautschfähige Hüte wie Baskenmützen, Strickmützen und Kapuzen können auch zusammen aufgehoben werden, jedoch am besten in einer großen Box oder einem Schubfach, da sie im Regal schnell durcheinandergeraten.

TÜCHER sollten nicht in einem tiefen Fach, sondern in einem weiten, flachen Fach aufbewahrt werden. So ist es leichter, sie zu sortieren. Teilen Sie Tücher in farbliche Kategorien ein oder legen Sie Abendschals auf eine Seite, Sportkleidung auf die andere.

Gewöhnen Sie sich an, bei jedem Bügeln Ihre Sammlung durchzuschauen und gegebenenfalls aufzufrischen. Sie würden sich wohl kaum die Mühe machen, das Bügeleisen für ein kleines Tüchlein aufzuwärmen. Wenn Sie dann bügeln, achten Sie darauf, dass Sie die richtige Temperatur einstellen und keine Falten hineinbügeln. Streichen Sie das Tuch glatt und falten Sie es dann vorsichtig, so gibt es keine Bügelfalten.

Vielleicht möchten Sie Ihre schweren Winterschals oder -tücher über die Stange eines hölzernen Bügels oder in einen Rockbügel geklemmt in Ihren Schrank hängen. Wenn das Material rutscht oder vom Klemmbügel beschädigt werden könnte, drapieren Sie sie um einen wattierten Bügel und befestigen Sie sie mit Clips.

BLUSEN benehmen sich auf Bügeln am besten. Idealerweise trennen Sie einen Abschnitt in Ihrem Schrank vertikal ab und montieren eine untere Stange für Röcke und darüber eine für Blusen. Weiße und helle Blusen sollten durch Plastiküberzüge oder zumindest mit einem Schulterschutz geschützt werden. Ärmellose und rutschige Blusen brauchen Schaumgummibügel (oder Schutzbügel), an denen der Stoff haften bleibt und nicht zu Boden fällt.

Ihre Hemden im Männerschnitt sind von dieser Regel befreit und können zusammen mit den Hemden Ihres Mannes in die Wäscherei und in Regalen aufbewahrt werden, bis sie gebraucht werden; auch Woll- oder Jerseyhemden können wie Pullover gefaltet und zusammen mit den Stricksachen in einem tiefen Fach aufbewahrt werden.

PULLOVER können in Plastiktüten in Regalen oder Schubladen aufbewahrt werden. Bestehen noch Zweifel, dass ich Plastiktüten für die tollste Erfindung seit 7 Up halte? Sie lassen keinen Staub durch, Sie können blitzschnell nach Ihren Pullis greifen, ohne sich Gedanken zu machen, dass Ihre Ringe Fäden ziehen oder anderer Schaden entsteht. Mit Plastikbeuteln bleibt alles in Form, die Fasern bleiben zusammengepresst und sauber. Ihre

Angora und andere flauschige Strickstoffe werden nach einer Nacht im Kühlschrank wieder frisch – selbstverständlich in einer Plastiktüte. Wenn Sie sie dann tragen, sind Sie »wirklich cool«.

Pullover sind sogar reisefertig und lassen sich einfach und saube in ihrer gewohnten Plastikhülle in den Koffer stecken.

Angora und andere flauschige Strickstoffe werden nach einer Nacht im Kühlschrank wieder frisch – selbstverständlich in ein Plastiktüte. Wenn Sie sie dann tragen, sind Sie »wirklich cool«.

Pulloverpflege hängt vom Garn ab. Es gibt magische Webun gen, die Sie in die Waschmaschine schmeißen können, ohne das sie ihre Form verlieren. Wenn Sie Wunderstrick kaufen, heben Sie den Waschzettel auf und lesen Sie ihn gut durch. Falls Sie selbst waschen, gibt es für Kaschmir und feine Wolle viele ausg zeichnete Pulloverwaschmittel. Für mich ist Pulloverwaschen wie ein grüner Daumen. Entweder man hat den Dreh raus oder nicht. Ich kann's nicht und gebe meine deswegen in die Reinigung und lasse sie dort, je nach Farbe, entweder waschen oder reinigen. Was Sie auch tun, lassen Sie es nicht so weit kommen, dass sie nicht mehr sauber zu kriegen sind. Legen Sie einen dreckigen Pullover nicht mit dem Gedanken zur Seite, dass Sie sich später darum kümmern werden. Je länger der Dreck Gelegenheit hat, sich festzusetzen, umso schwieriger bekommt man ihn später wieder heraus.

RÖCKE sind am besten auf Bügeln mit Klammern aufgehoben und zwar *einer* pro Bügel. Zwei oder mehr ist riskant, weil der Bund von zu viel Druck lädiert werden könnte; zu wenig Druc würde sie alle in einem Haufen auf den Boden schicken. Für Anzüge empfehlen sich Kombibügel, bei denen Sie den Rock unt der Jacke einspannen. Kurzwarenabteilungen lassen sich permanent neue Rockbügel einfallen. Suchen Sie sich etwas aus, ab achten Sie darauf, dass der Klemm-Mechanismus gut bedeckt ist, damit nichts in den Stoff drückt.

HOSEN UND SHORTS können ruhig auf Rockbügel. Shorts sind auch in Fächern oder Schubladen gut aufgehoben, wobei Baumwollhosen über Holzbügel gehängt werden sollten.

Gewöhnen Sie sich an, Röcke nach jedem Tragen abzubürste So sparen Sie Reinigungskosten und der Stoff bleibt länger schön. Prüfen Sie Haken, Ösen und Schnallen für unmittelbarer Ersatz. Wenn sie sich lösen, kann der Stoff durch Ihre Körperbewegung seine Form verlieren und schäbig aussehen.

KLEIDER Ich hätte eine Ehrenmedaille vom Kongress verdien wenn ich einen Weg finden würde, genug Platz im Kleiderschrank zu schaffen. Das Einzige, was ich zu bieten habe, sind einige wertvolle Tipps, wie Sie das Beste aus Ihren Möglichkeite machen können.

Schmeißen Sie zuerst einmal alle Drahtbügel weg. Die sind nur für den Transport zwischen Reinigung und Zuhause gedacht und nicht für den Langzeitgebrauch, da Kleidung von schwereren Bügeln gehalten werden muss, um in Form zu bleiben.

Pastellfarbene Wollstoffe und Seide sollten in einfachen Kleiderbeuteln mit Reißverschluss aufbewahrt werden, damit die Sonne sie nicht ausbleichen kann. Schwarzes Jersey braucht einen Bezug, der die Fusseln fernhält.

Schulterfreie Kleider hängen am besten, wenn das Oberteil auf links gedreht über den Rock gehängt wird. Wenn es am inneren Bündchen keine Ösen gibt, machen Sie selbst ein Paar aus dem Saum oder einem angenähten Bändchen. Klemmen Sie das Bündchen an einen Rockbügel und schlingen Sie die Ösen um den Hals des Bügels für zusätzlichen Halt, besonders bei schweren Stoffen.

Wenn weite Röcke schräg geschnitten sind und zu lange unbewegt hängen, verziehen sie sich. Die perfekte Lösung habe ich auch nicht parat, würde aber vorschlagen, nicht herabhängende Teile mit der Hand lang zu ziehen.

Da die meisten Stoffe Luft brauchen, habe ich mir angewöhnt, meine Kleidung sofort nach dem Ausziehen in der Dusche über die Stange zu hängen. Die Feuchtigkeit aus dem Bad wird vom Stoff aufgenommen und nimmt die Knitterfalten raus. Wenn das unpraktisch ist, versuchen Sie, die Kleidung über Nacht vorn in Ihrem Schrank oder außen an der Tür Ihres Kleiderschranks aufzuhängen, bevor Sie sie wieder zur anderen Kleidung tun.

Der falsche Bügel kann fast so viel Schaden anrichten wie Motten. Die falsche Form oder Dicke kann die Linie verzerren und den Stoff ziehen. Es gibt so viele Bügel – bunte Plastikbügel, leicht sauber zu halten; gefütterte Stoffbügel, die liebreizend sind, aber nicht so leicht zu reinigen; polierte Holzbügel, die ewig halten, aber unbedingt glatt poliert sein sollten; sonst splittern sie und ziehen Fäden in die Stoffe.

Einheitliche Bügel geben Ihrem Kleiderschrank Zusammenhalt. Es fühlt sich gut an, sich beim Öffnen der Schranktür über die Ordnung zu freuen. Plastiktüten, Schachteln und Schulterbezüge beschützen Ihre Kleidung, ohne sie zu verbergen.

Duftbeutel im Schrank sind eine ausgezeichnete Idee. Der Geruch wird Ihre Kleider durchdringen und Ihnen jedes Mal, wenn Sie sich anziehen, ein Gefühl der Geborgenheit vermitteln.

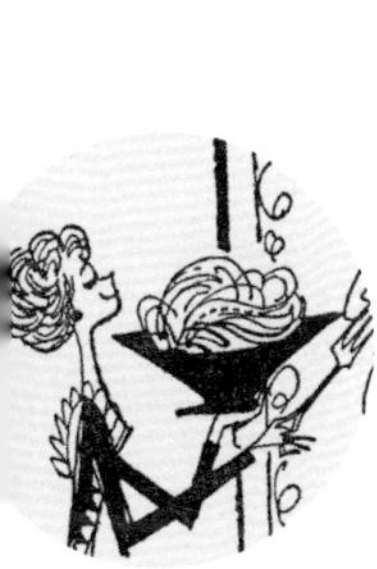

MÄNTEL sollten genau wie andere Outdoor-Kleidung getrennt aufbewahrt werden. Mäntel brauchen große, starke Bügel, um die Schultern in Form zu halten. Hängen Sie niemals einen feuchten

Mantel zu den anderen. Sonst breitet sich die Feuchtigkeit aus und verbreitet einen muffigen Geruch. Nasse Kleidung sollte an einem Ort hängen, wo die Luft frei zirkulieren kann, aber nicht in direkter Hitze. Wenn der Mantel trocken ist, bürsten Sie ihn vorm Wegräumen gut ab.

PELZE haben Problemkinder: Stolen. Es gibt wunderbare neue Bügel für Stolen in Kaufhäusern, bestimmt überall. Falls Sie noch keine gesehen haben: Sie sehen aus wie ein Trapez mit einer dicken Samtstange von Ketten gehalten, mit einem Bügel, der weit genug ist, um weite Stolen zu halten, ohne den Pelz zu zerdrücken. Bewahren Sie Pelze niemals zwischen dem Tragen in Schachteln auf. Auch sie brauchen Luft. Halten Sie weißen Pelz sauber, indem Sie ihn mit verschiedenen Schutzpapieren aus löchrigem Stoff abdecken.

Schütteln Sie Pelze jedes Mal nach dem Tragen energisch aus. Falls Sie vom Regen erwischt wurden, lassen Sie sie fern von Hitzequellen trocknen und bürsten Sie sie dann sanft mit einer Fellbürste aus.

Teure Felle wie Nerz, Zobel und geschorener Biber sollten professionell gesäubert und glasiert werden. Verstauen Sie Winterfelle während des Sommers. Um die ganzjährigen Felle brauchen Sie sich keine Sorgen zu machen, da Motten sie in Ruhe lassen, solange sie benutzt werden.

Zur Pflege von Kunstfellen lesen Sie beim Kauf sorgfältig die Waschzettel durch und folgen Sie der Empfehlung des Herstellers. Die Pflege unterscheidet sich je nach Machart. Einige der Kunstfelle können Sie sogar in der Maschine waschen!

UNTERWÄSCHE – im Schrank häufig vernachlässigt, achtlos in eine überfüllte Schublade gestopft. Ich gebe zu, ich bin die Schlimmste. Doch vor Kurzem habe ich einen Weg gefunden, das Durcheinander zu überwinden: Ich halte alle Teile separat. Also Unterhosen, Mieder, BHs und Slips in getrennten, mit Duftbeutelchen gefüllten Satinschachteln. Vielleicht trennen Sie auch nach Farben: Die schwarze Unterwäsche in ein Fach, die weiße und pastellfarbene in ein anderes. Mithilfe dieser Methoden werden Sie das Angebot für den Tag herausfischen können, ohne in Aufruhr zu geraten – und ohne das wilde Durcheinander später begradigen zu müssen.

Halten Sie Ihre Unterwäsche gut in Schuss – Unterhosenbündchen, Spitzenbordüren, Gummibändchen. Hier rettet eine kleine Naht Ihre Unterwäsche.

Strumpfschachteln und -kisten sind eine gute Idee, weil sie die Aufbewahrung komprimieren und Sie sehen können, wie viel

Sie haben. Sie bekommen dadurch eine kompakte Einheit zum Packen oder Getrennt-in-der-Schublade-Aufbewahren.

Strumpfpflege fängt vor dem ersten Tragen mit einer Wäsche an, um die Elastizität zu bewahren und die Laufmaschen zu verhindern, die manchmal in einem neuen Strumpf auftauchen. Wenn Sie die Strümpfe nach jedem Tragen mit milder Seife waschen oder mit einer der speziellen Strumpfwaren-Seifenlaugen, stärken Sie die Nylonfäden. Falls Sie immer wieder an den gleichen Stellen Laufmaschen in Ihren Strumpfhosen haben, schauen Sie nach, ob Ihre Strumpfbänder aufgeraute Kanten haben, oder versuchen Sie größere oder längere Strümpfe als gewöhnlich zu kaufen. Vielleicht »schinden« Sie Ihre Strümpfe, weil sie zu klein oder zu kurz sind.

HANDSCHUHE sollten flach aufbewahrt werden, nicht aufgerollt, außer lange, formelle Handschuhe, die halb gefaltet werden können, wenn es *unbedingt* nötig ist. Lederhandschuhe sollten Sie immer an den Fingern ziehen, bevor Sie sie weglegen. Wenn Sie bereit sind, sie wieder anzuziehen, werden sie in Form springen und sich an die Finger anpassen.

Trocknen Sie waschbare Lederhandschuhe auf Rahmen und ziehen Sie sie an, bevor sie wirklich ganz trocken sind. Baumwollhandschuhe können Sie flach ausgebreitet trocknen und sie wie neu aussehen lassen, indem Sie die Finger bügeln. Um Handschuhe zu reinigen, braucht es nur ein wenig zusätzliche Mühe. Sie können nicht erwarten, dass sie von selbst zurück in Form springen. Sie brauchen etwas Pflege von Hand.

Verlieren Sie andauernd Ihre Handschuhe? Lassen Sie Ihren Namen innen hineindrucken, damit der Finder sie zurückbringen kann. Kommen Ihnen nur *einzelne* Handschuhe abhanden, behalten Sie den Übriggebliebenen mindestens sechs Monate auf. Häufig taucht das Gegenstück in einer Tasche wieder auf – in Ihrer, der von Ihrem Ehemann oder im Auto!

Eine chronische Handschuhverliererin, mit der ich befreundet bin, hat sich angewöhnt, gleich mehrere Paare weißer Handschuhe im gleichen Design zu kaufen. Wenn sie nun also einen verliert, hat sie einen anderen, der dazu passt. Das ist eine gute Idee für klassische Handschuhdesigns, die Sie ständig tragen.

HANDTASCHEN können in Regalfächern oder in tiefen Schubladen aufbewahrt werden. Helle Taschen schützen Sie mit Plastiktüten davor, aneinanderzureiben und einzustauben. Wenn Sie den Platz im Schrank haben, hängen Sie dunkle Taschen mit Griffen an speziellen Taschenbügeln auf. Kleine Clutch-Taschen können neben Handschuhen oder Tüchern in Fächern aufbewahrt werden. Sehr empfindliche Abendhandtaschen – besonders Gold, Silber und blasse Brokatstoffe, die ihren Glanz schnell verlieren – bleiben zwischen dem Tragen in Plastikmappen oder in Seidenpapier gewickelt länger frisch.

Halten Sie Ihre guten Ledertaschen mit Sattelseife oder neutralem Poliermittel glatt und geschmeidig. Wenn Sie eine große Ledertasche für alle Lebenslagen haben, ist es eine gute Idee, sie polieren zu lassen, damit sie lange hält.

BEHÄNGE – auch Weihnachtskugeln müssen atmen. Wenn sie zusammengedrückt werden, verlieren sie ihren Glanz. Der Glanz verblasst oder wird zerkratzt. Mit der Menge und Größe von Modeschmuck dieser Tage kann es sein, dass eine normale Schmuckkiste nicht ausreicht. Eine Nachbarin von uns benutzt ein altmodisches Nähkästchen, in dessen mit Plüsch bezogenem Abschnitt sie dicke Ketten und Armbänder aufbewahrt. Die Fächer, in denen früher Fadenspulen waren, beherbergen jetzt Perlen, Ohrringe und Broschen.

Sie können auch ein oder zwei Schubfächer einer schmalen Lade oder eines Kommodenfachs mit abgetrennten Bereichen verwenden. Echter Schmuck sollte separat aufbewahrt werden, jedes Teil in einem individuellen Kästchen oder einem Fach in einem mit Plüsch bezogenen Kistchen und am besten mit Schloss und Schlüssel, was das Gefühl von Kostbarkeit und Sicherheit noch verstärkt.

Übrigens kann ich Ihnen aus trauriger Erfahrung davon abraten, Ihre Wertsachen unter einem Haufen Unterwäsche zu verstecken. Nachdem vor ein paar Jahren in unsere Wohnung eingebrochen wurde – und auch mein geheimer Beutel unter meinen Slips gestohlen wurde –, sagten mir die Ermittler, dass Einbrecher in diesem femininen Versteck zuerst nachsehen.

GÜRTEL sind langweilig, nervig und eine Freude, von der ich mich keine Minute trennen möchte. Ich habe alles versucht. Gürtelbügel. Gürtelhaken. Extraschubfach. Spezielles Schubfach. Aber trotzdem muss ich jedes Mal suchen, wenn ich einen Gürtel will.

Bewahren Sie die Gürtel, die zu bestimmten Kleidern gehören, zusammen mit den Kleidern auf, nicht getrennt. Allein das wird den Überfluss an widerspenstigen Gürteln reduzieren, die sonst schon mehr werden, wenn man sie nur ansieht.

Hängen Sie den passenden Gürtel an denselben Bügel, an dem das Kleid hängt – nicht durch die Schlaufen an den Seiten des Kleides. Diese Schlaufen sollten sofort nach dem Kauf abgeschnitten werden. Schlaufen werden von den Herstellern nur dran-

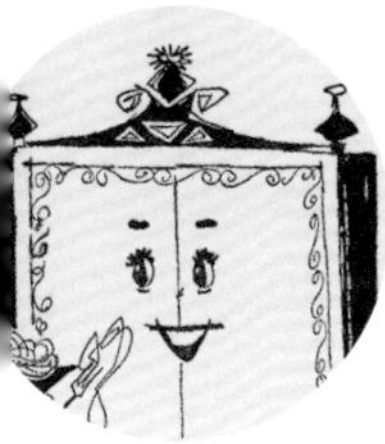

genäht, um die Gürtel zum Transport an Ort und Stelle zu halten. Sie sind *nicht* zum Tragen gedacht und können von einer andernfalls perfekten Silhouette ablenken, indem sie aufbauschen.

Die beste Art, das Problem kulminierender Gürtel zu lösen, ist ein kühles Begutachten Ihrer Kollektion. Es ist nicht leicht, aber entsorgen Sie die abgenutzten. Ein schäbig ausgefranster Gürtel verdirbt ein Outfit wie eine faule Nuss.

Bewahren Sie Sportgürtel getrennt von Tageskleidung auf und die wiederum getrennt von allem, was Sie abends tragen. Sie könnten auch einen Trick versuchen, den ich selbst noch nicht probiert habe. Dabei schrauben Sie eine Reihe gebogener Haken in einen Holzkleiderbügel und hängen einen Gürtel an jeden Haken, damit Sie nicht eine ganze Handvoll Gürtel abnehmen müssen, um an den zu kommen, den Sie wollen. Sie können die Haken auf beiden Seiten so vieler Kleiderbügel wie nötig anbringen. Mit dieser guten Idee haben Sie den richtigen Gürtel schnell zur Hand.

Wenn Sie dem Selbermachen allerdings nicht gewachsen sind, gibt es viel kommerziellen »Schnickschnack« und jeden Tag taucht neuer auf, von denen einer den Zweck erfüllen wird.

SCHUHE sind mein Lieblingsaccessoire und für all das, was sie meiner Garderobe geben, haben sie meiner Meinung nach viel Pflege verdient. Um das meiste von Ihren Schuhen zu haben, decken Sie sie ab, halten Sie sie in Form und repariert. Manche Frauen benutzen einzelne, durchsichtige Plastiktüten für jedes Paar. Andere bewahren die Originalschuhkartons auf und kleben ein Etikett drauf. In dem Fall wird Ihr Ankleidezimmer zumindest nicht aussehen wie ein Schuhausverkauf, während Sie verzweifelt nach Ihren blauen Seidensandalen suchen. Vernünftig, wenn nicht sogar paradiesisch, sind Schuhschränke, die wie ein Bücherregal mit Tür gebaut sind, in dem die Schuhe auf schiefen, gezahnten Ablagen stehen.

Halten Sie Ihre Schuhe sauber und in Schuss. Kümmern Sie sich sofort um abgewetzte Absätze, statt an Reparatur erst zu denken, wenn Sie die Schuhe anziehen wollen. Ihr eigener Bestand an Schuhcreme und Bürsten wird Ihre farbigen Schuhe und Ihre traditionell dunklen in Topform halten. Setzen Sie sich die sofortige Tragbarkeit zum Ziel, indem Sie Ihre Schuhe bürsten, bevor Sie sie wegräumen. Schmutz wird so keine Chance haben, bleibende Eindrücke zu hinterlassen.

Ich habe eine eher unorthodoxe Technik zur Schnellpflege von Lederschuhen entdeckt, die zur Notfall-Kategorie gehört. Wenn Ihre Schuhe etwas stumpf und trostlos sind und kein

Respekt für Ihre Kleidung beweist einen gesunden Respekt für Ihren Körper und für sich selbst als Person und Ehefrau.

Schuhputzer weit und breit zu finden ist, verschwinden Sie in eine stille Ecke, ziehen Sie einen Schuh aus und polieren Sie den anderen mit der Sohle Ihrer Strumpfhose. Dadurch entsteht ein wunderbarer Glanz und das funktioniert auch gut am Schuh Ihres Ehemanns!

Versuchen Sie, den Boden Ihres Schranks staubfrei zu halten. Staub steigt auf. Staub haftet. Staub ist der Feind. Wenn die Beengtheit von Aufbewahrungsmöglichkeiten, die uns alle plagt, Sie zwingt, Dinge auf dem Boden zu lagern, sorgen Sie dafür, dass mindestens einmal die Woche beim Saugen und Wischen des Schrankbodens alles hervorgezogen und abgestaubt wird.

Auf die Themen »Fächer auskleiden«, »Regale bearbeiten« und andere Dekoelemente Ihres Aufbewahrungssystems werde ich nicht weiter eingehen, denn da geht es eher um Einrichtung als darum, eine gut gekleidete Ehefrau zu sein. Behalten Sie im Hinterkopf, dass alles, was zur Fröhlichkeit und Sauberkeit in Ihrem Haus beiträgt, ganz sicher Ihrer Kleidung und Ihrem Erscheinen zugutekommt.

Respekt für Ihre Kleidung beweist einen gesunden Respekt für Ihren Körper und für sich selbst als Person und Ehefrau. Ihr Ehemann zieht Sie vielleicht ein wenig mit der »sorgfältigen Pflege« auf, aber Sie können sich sicher sein, dass in seinem Necken Stolz mitschwingt.

6. KAPITEL

Jede Göttin hat zwei Gesichter: Geschmack & Geld

*» Eine bescheidene Frau,
die in all ihrer Feinheit erstrahlt, ist die wunderbarste
Kreatur der Schöpfung. «*

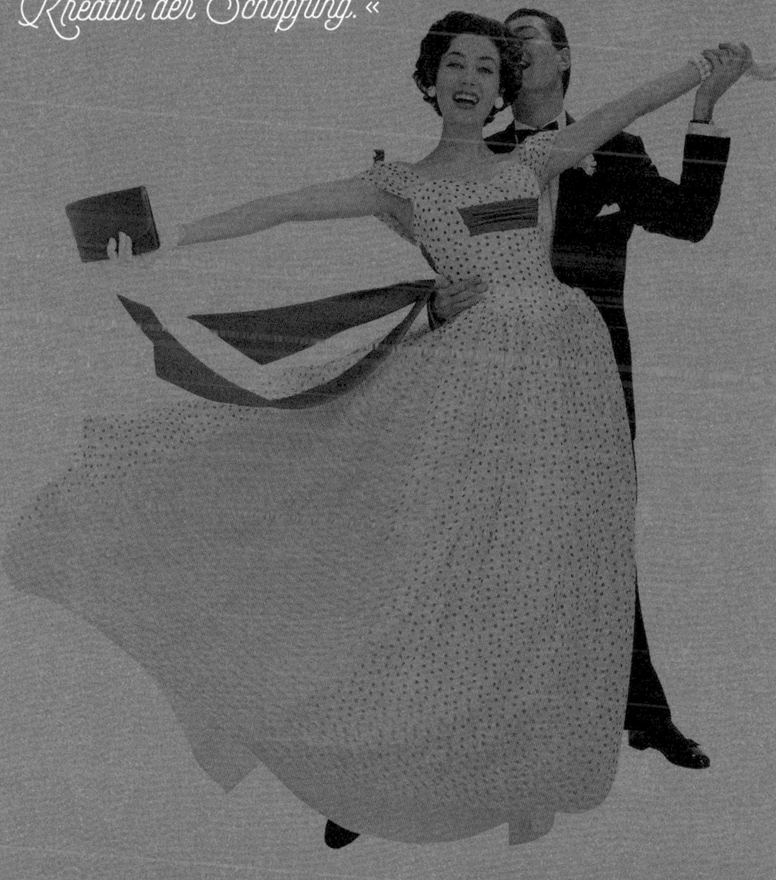

LIEBE EHEMÄNNER:

Eine bescheidene Frau, die in all ihrer Feinheit erstrahlt, ist die wunderbarste Kreatur der Schöpfung.

OLIVER GOLDSMITH

Die Mode ist eine Göttin mit zwei Gesichtern, die umsichtigem Umgang mit *Geschmack* und *Geld* wohl gesonnen ist. Man muss sich ihr in beiden Fällen ernst und leichtherzig zugleich nähern. Diese Göttin hat ein Gespür für Vergnügen.

Guter Geschmack und ausgegebenes Geld hängen zusammen, bedingen sich aber nicht unbedingt gegenseitig. Hohe Ausgaben garantieren weder guten Geschmack, noch ist »guter« Geschmack notwendigerweise teuer zu erwerben. Es ist in der Modewelt eine etablierte Tatsache, dass viele von Amerikas bestangezogenen Frauen nicht die teuerste Kleidung haben – und dass einige von Amerikas am schlimmsten angezogenen Frauen diejenigen sind, die Unsummen für Kleidung ausgeben, die nicht verkehrter sein könnte. Also denken Sie bloß nie, Sie wären das arme kleine Streichholzmädchen, mit Ihrer Nase traurig an ein unerschwingliches Preisschild gedrückt, während Sie wimmern, dass das Leben wunderschön sein könnte – wenn Sie nur reich wären.

Das Budget für Kleidung basiert – ganz wie Einsteins Theorie – auf Relativität. Der relative Wert eines sehr teuren Mantels gegen zwei günstigere; der eines guten Pelzes gegen ein paar Kunstpelze; von einem extremen High-Fashion-Teil in Bezug auf einen Klassiker.

Ihre eigene Urteilskraft entscheidet, was Sie tragen. Vielleicht grenzen die Preiszettel Ihren Horizont ein. Labels helfen Ihnen, Designer, deren Entwürfe Ihnen zuvor gefallen haben, zu erkennen. Verkaufspersonal wird Sie beraten, was Ihnen am besten steht. Aber für die atemlosen Worte »Ich nehme das hier« sind einzig und allein Sie verantwortlich.

Guter Geschmack ist leichter zu erkennen als zu definieren. Er drückt persönlichen Stil hinsichtlich Ihrer körperlichen Proportionen, Ihrer Persönlichkeit und Ihrer Lebensweise aus. Er stellt angemessenes Verständnis von Kleidung und Gelegenheit dar. »Schlechte« Kleidungsstücke werden nur selten hergestellt. »Schlecht« wird Kleidung erst zur falschen Zeit, am falschen Ort und in unpassender Kombination.

Pelz ist das beste Beispiel, wenn es um das Aufwiegen von Geschmack mit Geld geht. Sie entscheiden, wie viel Geld Sie dafür ausgeben können und wie lange sie halten müssen, um die Ausgabe zu rechtfertigen. Sobald der Betrag klar ist, steht eine Selbstanalyse an. Wären Sie mit einem guten Pelz glücklich? Reicht Ihr Budget für das, was Sie wollen? Einen Nerz zu kaufen, der so viel kostet wie der Rest Ihrer Kleidung zusammen, zeugt von idiotischer Extravaganz. Keinen Nerzmantel zu haben, ist wohl kaum eine Tragödie. Finden Sie andere Wege – Nerz sollte äußerst hochwertig sein, selbst wenn das kleinere Mengen bedeutet. Nichts sieht so schluderig aus wie jämmerliche Felle. Für das Luxusgefühl von Nerz können Sie auch einen riesigen Muff oder eine Jacke oder Stola haben oder – und das ist mein Liebling – ein üppiges Nerzfutter für eine Jacke oder einen Mantel, was Sie vor einen schimmernden Pelzhintergrund stellt, wenn Sie ihn von Ihren Schultern gleiten lassen.

Stil und Ihre Sichtweise auf Mode sind stets im Wandel. Weniger teuer und von gleichem, wenn auch unterschiedlichem Geschmack sind falsche Pelze. Es gibt aufregende Taschen, Hüte und Reisedecken wie auch konventionelle Mäntel und Jacken aus Waschbär, Kaninchen und Moleskin – und ihren Verwandten.

Der einzig wertvolle Pelz in meiner Garderobe ist ein Frühjahrsmantel aus Nerzflanken für ungefähr eintausend Dollar. Ich entdeckte, dass ein Nerz genau wie eine Katze viele Leben hat, wenn auch glamourösere. Die besten Nerzmäntel werden aus den Rücken der Nerze gemacht, wobei die Nerzbäuche den Hauptteil des Nerzfutters sowohl in Herren- als auch Damenmänteln ausmachen. Die Schwänze werden für Besätze verwendet und der Hals oder Kiemen, die ein Harlekinmuster haben, finden ihren Weg in viele modische Stücke – zum Beispiel als riesige Beutel aus Nerzkiemen, wie mein Ehemann mir einen schenkte.

Die Nerzflanken faszinieren mich. Die kleinen Stücke sind zusammengenäht und wie Material geschnitten worden – nicht als Pelz –, was den Designs mehr Spielraum gibt. Wenn ich mir einen fabelhaften Zuchtnerz leisten könnte, würde ich mir einen kaufen; doch für unsere Lebensweise wäre es nicht wichtig und ich glaube nicht, dass es das luxuriösere Gefühl des »Meisterwerks aus Nerzflanken« übertrumpfen könnte.

Mäntel spielen in meiner Garderobe eine ausschweifende Rolle. Ich habe viele Mäntel und investiere mein Geld lieber in

Diamanten können, wenn sie unangemessen getragen werden, vulgär aussehen – wobei diese Vulgarität einen ganz eigenen Stil hat.

verschiedene Mäntel, um Outfits zu gestalten, als nur einen zu haben, der über alles geht.

Pelzbesetzte Pullover sind gerade schwer in Mode und werden es wohl auch bleiben, mit je nach Saison wechselnden Stilvariationen.

Pelzimitationen sind eigentlich eine »Stoff-Kategorie«, die statt Pelz verarbeitet wird, aber nicht als dessen Imitation. Ich finde ehrlich, dass Imitationen minderwertigen Pelzen vorzuziehen sind. Sie sind erfrischend, weil sie unverhohlen und offen heraus zugeben, was sie sind.

Konzentrieren Sie sich bei Pelzen auf Farbe, Oberfläche und Effekt auf Ihre Haut, Augen und Haare. Egal, was für ein Pelz es ist und ob es ein schmaler Fuchskragen oder ein bodenlanger Chinchilla ist, Pelz ist der schmeichelhafteste Teil Ihrer Garderobe und hat Platz in jedem Budget.

Auch bei Schmuck geht es um Geschmack. Diamanten können, wenn sie unangemessen getragen werden, vulgär aussehen – wobei diese Vulgarität einen ganz eigenen Stil hat.

Es gibt drei Kategorien von Schmuck: *Echter Schmuck*, wozu Edelsteine und solide Edelmetalle gehören. *Schmuckimitate* kopieren Fassung und Handwerkskunst in Halbedelsteinen, gefülltem oder beschichtetem Metall und anderen synthetischen Mitteln. *Modeschmuck* ist eine komplett eigene Kategorie und nichts weiter als ein Modeaccessoire, das sich im Stil mit anderen Modetrends verändert. Echter und imitierter Schmuck sind in ihrer Bedeutung austauschbar und können kombiniert werden. Modeschmuck kann keine der anderen Kategorien ersetzen.

Echter Schmuck und Schmuckimitate sind ernste Mode; Modeschmuck ist nichts als Spaß. Wenn ein Teil Modeschmuck wesentlicher Bestandteil Ihrer Garderobe wird, sollten Sie ernsthaft in Betracht ziehen, eine Kopie aus edlem oder halbedlem Material anfertigen zu lassen. Da der meiste Modeschmuck Zyklen oder Launen folgt, wie die Kreole, die ich vor ein paar Jahren einführte, ist das allerdings selten. Aber manchmal gibt es etwas Ungewöhnliches wie das günstige Armband, das ich seit dem Tag, an dem ich es vor einigen Monaten erhielt, jeden Tag trage. Ich mag es immer noch und werde mich erkundigen, was eine Replik in einem haltbaren Metall als Bestandteil meiner permanenten Kollektion kosten würde.

Eine große Frage zum Thema Geschmack und Geld ist, ob man sich darauf konzentrieren sollte, ein paar wenige »gute« Schmuckstücke zu haben oder mit Modeschmuck durchzudrehen.

Ich versuche beides auf einmal – so schnell es eben geht. Angefangen mit Ihrem Verlobungsring und Ehering, denke ich, dass der nächste »echte« Schmuck etwas sein sollte, das Ihnen am Herzen liegt – kleine Perlenohrringe oder ein Gliederarmband oder eine vergoldete Nadel, die Sie regelmäßig ersetzen und die Teil Ihrer fortlaufenden Garderobe werden. Immanenter Wert hat für Lieblingsstücke eine Bedeutung.

Ich glaube nicht an das altmodische »Echt oder Nichts«. Für mich ist Imitationsschmuck essenzieller Bestandteil meiner Garderobe. Er hat eine eigene Funktion und ergänzt die des echten Schmucks. Bevor Sie nachgemachte Designs kaufen, studieren Sie die Fassung der echten. Häufig ist es gar nicht so einfach, eine gute Imitation vom Original zu unterscheiden.

1955 wurde mir von den Chrysler-Leuten ein reifenförmiger Diamantenanstecker verliehen. Die Diamanten sind so echt, wie sie nur sein können, und ich trage die Nadel mit einem engen Reifenarmband aus deutschem Strass, das etwa fünfzig Dollar gekostet hat und so echt aussieht, dass ich mir selbst schon gar nicht mehr sicher bin. Der Diamantenreif ist wunderschön und wertvoll. Der Strassarmreif ist auch wertvoll – als Beispiel von Geschmack vor Geld wird er für mich doppelt so wertvoll und eine reine Freude.

Im Gegensatz zu Schmuck kann Kleidung ganz unabhängig vom Preis geschmackvoll miteinander kombiniert werden. Wenn Sie einige teure Dinge besitzen, muss nicht automatisch Ihre gesamte Garderobe teuer sein. Und ebenso wenig lässt ein teures Teil alles daneben verblassen. Die meisten gemäßigt teuren Dinge heute basieren auf teurem »Denken« – tatsächlich wahrscheinlich mehr, als in Couture-Designs fließt. Bei teurer Kleidung gibt es mehr »Spielraum«, wie die Hersteller sagen, um den Preis in Besätzen, Ausführung und Stoffen zu rechtfertigen. Weniger teure Mode versucht, dieselbe Geschichte zu erzählen, nur weniger teuer.

Die optimale Garderobe ist gut abgerundet, mit vielen Preisebenen. Bestangezogene Frauen wie Mary Martin und Loretta Young haben ihre Garderobe sowohl auf *Couture*-Mode als auch auf gemäßigten Dingen von der Stange aufgebaut. Die unvergleichliche Sophie designt und trägt ihre eigene maßgeschneiderte Kleidung. Aber sie würde sich nichts dabei denken, auf dem Land ein günstiges Baumwollkleid zu tragen, und ich bin glücklich zu sagen, dass sie ihre Garderobe mit meiner Kollektion aufstockt.

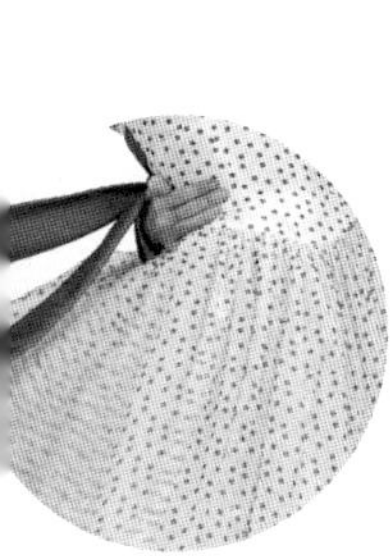

1955 wurde ich zur bestangezogenen Frau in der Kategorie »Karrierefrau« gewählt, was mich besonders deshalb gefreut hat, weil ich die einzige Nominierte war, die keine *Couture*-Kleidung trägt. Alles, was ich besitze, ist leicht erreichbar – und hauptsächlich mein eigenes Design, wie Sie vielleicht schon erraten haben.

Wenn all Ihre Kleidung erschwinglich ist, konzentrieren Sie sich eher auf Qualität als auf Quantität, achten Sie auf die bestmögliche Ausfertigung in Ihrer Preislage. Vergessen Sie für einen Moment teure Stoffe wie Seide, die Sie in keiner Form im hochwertigen Niedrigpreis-Segment erwarten sollten. Günstiger Jersey wird ein besseres Cocktailkleid abgeben als billige Seide, die möglicherweise schäbig aussieht. Es folgt so ziemlich dem gleichen Prinzip, wie keinen Nerz zu tragen, wenn es keinen guten gibt.

Klassische, ordentliche Schnitte sind Ihre beste Wahl im Mittelpreis-Segment. Lackleder-Pumps können für beinahe jeden Preis gekauft werden und sollten einfach geschnitten sein. Vorsicht bei den zusätzlichen Kinkerlitzchen aus Blumen und Schleifen und Schnickschnack, die man häufig bei billigeren Kleidungsstücken finden kann. *Mut zur Einfachheit!*

Wunderschöne Leinenkleider gibt es schon zwischen 35 und 235 Dollar. Ein präzises Verständnis Ihrer konkreten Bedürfnisse und Wünsche wird Ihren Geschmack und Ihre Entscheidungen leiten. Guten Geschmack findet man auf jedem Level.

Die beste Frage, die Sie sich selbst stellen können, wenn Sie sich Kleidung kaufen und danach, wenn Sie sie anziehen, ist: »Ist es angemessen?«

So etwas wie das Richtige zum falschen Zeitpunkt gibt es nicht. Wenn Sie auf einen Ball gehen, müssen Sie die passende Robe tragen. Egal, was es kostet, aus welchem Stoff sie ist, der Stil ist Ballkleid. Ich habe sie schon in Matratzen-Inlet-Stoff und Denim entworfen und mit Schiffli-Spitze bestickt, zu einem vernünftigen Preis und für die kunstvollste Umgebung geeignet.

Ich bin stolz darauf, dass der National Cotton Council mir 1957 den Preis für die Luxusverwendung von Baumwolle verliehen hat für meinen Beitrag zu ungewöhnlicher Verwendung von Baumwolle in der Mode in Bezug auf Stoff und Silhouette. Es ist eins meiner Lieblingsprojekte, zweckmäßige Stoffe für Gala-Anlässe aufzumöbeln.

Erschwingliche Stoffe, die angemessen gestylt sind, beweisen guten Geschmack, wobei üppige Stoffe, die unangemessen gestylt sind, es nicht tun. Der Stil von Mode ist wichtiger als der eigentliche Wert.

Da seltene gesellschaftliche Ereignisse wie Bälle der Hauptgrund für Mode-Kopfzerbrechen sind (und zwar besonders bei begrenztem Budget) – hier ein paar Beispiele für eine gute Wahl. Wenn Sie normalerweise nicht auf formelle Veranstaltungen gehen und keine vierhundert Dollar für ein langes Kleid, das Sie

Wenn ein Kleid trägerlos ist, ist es weder ein Cocktail-kleid, das nach fünf getragen werden sollte, oder ein Sonnenkleid, das in die Sonne gehört.

vielleicht nur einmal tragen, ausgeben wollen, beweisen Sie mit einem raffinierten Kleid in Cocktaillänge Geschmack, solange es üppig bestickt oder geschmückt ist und die extravagante Stimmung dieses Umfelds widerspiegelt. Es ist besser, ein fantastisches kurzes Kleid zu kaufen, das passt und wieder getragen werden kann, als ein langweiliges, langes Kleid, das Sie beim Ball nicht gern tragen und danach nie wieder.

Guter Geschmack ist weder puritanisch noch ein schlauer Balanceakt von Scheckbuch und Kleidung. Es sollte auch Platz für Verrücktheit sein – solange sie *donquichotisch* und nicht *psychotisch* ist. Riesige Waschbärenslipper sind ein Beispiel dafür. Einerseits sind sie extravagant, andererseits praktisch, gemütlich und warm. Okay, Wollsocken halten auch schön warm, sind aber kein Vergleich. Was gibt es Besseres, als bei kaltem Wetter in Pelz-Slippern zu stecken, die Füße glücklich in Luxus einzukuscheln und gleichzeitig mögliches Schniefen abwehren zu können.

Wie Sie sich körperlich fühlen, spielt auch bei der Überlegung, was Sie zu jeder Gelegenheit anziehen, eine Rolle. Wenn Sie sich gerade von einer Erkältung erholen und noch etwas zerrupft aussehen, wäre es töricht, ein knappes Kleidchen zu einer Party anzuziehen, selbst wenn es die Gelegenheit anbietet. Ihre Haut wäre noch etwas matt und Ihnen würde der leuchtende Glanz fehlen, den Sie für kurze Kleidung brauchen. In einer Zeit wie dieser sind Sie in langer Kleidung wie einem hochgeschlossenen Jerseykleid mit einigen partytauglichen Satin-Accessoires besser aufgehoben. So können Sie bequem eingehüllt und glamourös sein – und vor Zugluft geschützt, die Sie sonst wieder zwei Wochen zurück ins Bett schicken würde.

Schlechter Geschmack zeigt sich auch im Tragen zu enger Kleider.

Für mich ist Sommerbräune wie eine Schicht Stoff. Wenn Sie im Winter das Glück haben, gebräunt zu sein, zeigen Sie es. Sind Ihre Schultern allerdings blass und farblos, heben Sie das Dekolleté auf, bis Sie wieder in der Sonne waren.

Für eklatant schlechten Geschmack gibt es nicht allzu viele Beispiele. Shorts in der Stadt sind mit am schlimmsten. Das zeigt fehlenden Selbstrespekt und Geringschätzung der passend gekleideten Menschen. Häufig sind die Touristen die Schlimmsten. Unsittliche Kleidung ist eine Beleidigung gegenüber der Gastfreundschaft einer Stadt wie auch einer Privatperson. Trägerlose Kleider in der Stadt sind genauso schlimm. Wenn ein Kleid trägerlos ist, ist es entweder ein Cocktailkleid, das nach fünf getragen werden sollte, oder ein Sonnenkleid, das in die Sonne gehört.

Verführerische *Femme-Fatale*-Kleider sind schwierig, denn wenn sie funktionieren, werden die anderen Ehefrauen Sie verachten. Wenn Sie allerdings damit danebenliegen, wird es peinlich für Sie und Ihren Ehemann.

Mit Handschuhen zu essen, ist ein Phänomen der Manipulation, das meistens junge Frauen versuchen, die in langen, weißen Handschuhen »elegant aussehen« wollen. Besteck mit Handschuhen zu schwingen, ist wie mit Handschuhen Klavier zu spielen – ein Zirkustrick.

Alles in allem ist guter Geschmack eine Reflektion unserer eigenen Kultur und unserer besonderen Zeit in der Geschichte. Vor fünfzig Jahren wurde Männern geraten, anmutig in ihrem Mund zu stochern, und Frauen rauchten überhaupt nicht – schon gar nicht auf der Straße. Bestimmte Berufe haben schon immer Einfluss auf die Bildung und Entwicklung von Geschmack genommen. Heute verbreiten Hunderte Moderedakteure der Zeitungen und Zeitschriften in Amerika Botschaften an ihre Leserschaft, Händler bieten aus jeder Kollektion einen Ausschnitt an und Verkäuferinnen beraten ihre Kunden zu Auswahl und Schnitt.

Diese Personen beeinflussen den amerikanischen Geschmack nachhaltig:

Eugenia Sheppard vermittelt zwischen dem amerikanischen Modemarkt, wo sie die Bedürfnisse der amerikanischen Frauen für die Designer interpretiert, und den Herstellern. Sie interpretiert die Modetrends jeder Saison und erklärt den Leserinnen ihrer Kolumne, wie sie getragen werden sollten.

Virginia Pope, die unermüdliche Weltreisende, die Modetrends in der großen weiten Welt entdeckt und zeigt, wie sie hier am besten funktionieren.

Eleanor Lambert hat die amerikanische Couture und einen »amerikanischen« Geschmack gefördert, statt blind französischen Trends zu folgen.

Tobés Beraterposition in Kaufhäusern hat das landesweite Interesse an Stil so gesteigert, dass der kleinste Händler und das Riesenkaufhaus gemäß zu erwartender Trends planen können.

Obwohl Geld und Geschmack nicht getrennt betrachtet werden können, wird die Betonung auf das eine nicht automatisch dem anderen zum Vorteil. Gut ausgedrückter Geschmack zeugt von gutem Umgang mit Geld. Und umgekehrt.

7. KAPITEL

Die Kunst, zu Hause zu Hause zu sein

*»Was Sie zu Hause tragen,
sollte mit dem Décor harmonieren. Sie sind das Bild,
Ihr Zuhause ist der Rahmen.«*

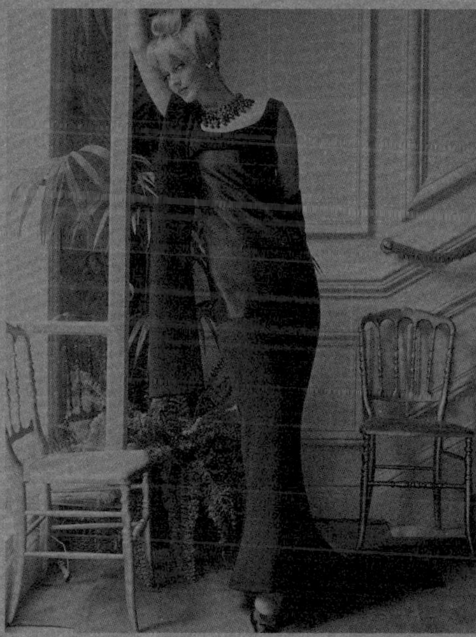

LIEBE EHEMÄNNER: Wenn der Tisch für acht gedeckt ist, fragen Sie bitte nicht: »Erwarten wir Besuch?«

Die größte Herausforderung, der ich als Gastgeberin in meinem Haus begegnete, war, als Edward R. Murrow uns für *Person to Person* mit ungefähr zwanzig Millionen Zuschauern im Schlepptau besuchte. Normalerweise beruhigt eine Gastgeberin nichts so sehr wie die Unterstützung ihres Ehemanns. Zu dieser besonderen Gelegenheit war es noch erfreulicher, eine tiefe, ruhige Stimme zu hören, die sagte: »Keine Sorge, Liebling. Alles wird gut laufen.«

Als Mr. Murrows Büro das Datum festlegte, dachte ich dasselbe wie vor einer besonders wichtigen Dinnerparty: »Was ziehe ich bloß an?«

Wenn es eine Nacht gab, in der ich einen guten Eindruck hinterlassen wollte, dann diese. Ich wollte all den Leuten, die ich kannte, und allen anderen als lebendige, atmende Frau mit Ehemann und Zuhause begegnen; nicht als Anne Fogarty, als bloßer Name auf einem Label.

Es war Juni und ich hatte gerade meine Herbstkollektion fertig entworfen. Ich war als Designerin für Glockenröcke bekannt und beliebt und hatte nun zum ersten Mal mit einer hauptsächlich schlanken Silhouette gearbeitet. In der Überlegung, was ich anziehen sollte, schlug mein Ehemann vor, ich sollte als Vorschau auf meine neue Herangehensweise ein enges Kleid anziehen. Aber nach ausgiebigem Hin und Her wurde uns klar, dass ein engeres Kleid meine Bewegungen einschränken könnte und es unbequem für mich machen würde, mich hinsetzen und aufstehen zu können, besonders vor dem nervtötenden Blick der Kamera. Außerdem würde es meinen zwei grundlegenden Überzeugungen über Kleidung zu Hause widersprechen: *Erstens* niemals zu Hause ein enges Kleid zu tragen; *zweitens* trage ich zu Hause nie Straßenkleidung.

Es *gibt* schon enge Kleider für zu Hause, aber die sind einfach nicht meins. Ein langer, enger Rock ist wunderschön für das richtige Mädchen im richtigen Zuhause. Anmutig stehen und sitzen zu können, sind die primären Gestaltungsbedingungen für die Kleidung daheim. Ich würde Glamour nie zugunsten von

Kleidungsgewohnheiten sind wie Tischmanieren. Beide sollten die ganze Zeit Teil von Ihnen sein und nicht nur angeschaltet werden, wenn jemand schaut.

Bequemlichkeit aufgeben und doch wäre das allerschönste Ensemble nichts wert, wenn ich mich darin nicht wohlfühlen würde.

Meine Wahl fiel letztendlich auf einen alten Schatz, ein langes weißes Wollkleid mit vollem Rock, durchwirkt von grau-silbernem und goldenem Lamé, ein Dauerfavorit. Zwar hießen uns Millionen in ihren Häusern willkommen und doch *wurden* wir ja in unserem Haus besucht. Ich wusste, dass ich mich in dem alten Schatz wohlfühlen würde und dass ich vergessen konnte, was ich anhatte, und mich auf die blinkenden roten Lichter und die Leute dahinter konzentrieren konnte.

Wie sich herausstellte, war es genau die richtige Entscheidung zu einem Zeitpunkt, am dem sich Instinkt und Verlass auf erprobte Werte auszahlen. Die schmale Silhouette wäre zur Qual geworden, weil ich für den Sound verdrahtet wurde! Überall an mir waren Batterien und Geräte versteckt. Unter meinem Oberteil war ein Mikrophon angebracht und ein Gürtel mit kleinen Motoren wurde unter meinem Kleid um meine Hüften geschlungen – ich fühlte mich wie ein Cowgirl mit einem Pistolenholster. Es gab weitere Batterien, die um meine Schenkel schlackerten, und mir wurde gesagt, dass ich diese Batterien bei einem engen Kleid in meine Strümpfe hätte stecken müssen.

Vor Programmstart äußerte der Regisseur Einwände gegen mein weißes Kleid vor dem Hintergrund der weißen Wände in unserer Wohnung und sträubte sich sichtbar gegen die Wollstruktur und die verhaltenen Streifen. Aber zum Umziehen blieb keine Zeit und wir waren beide erleichtert, dass das Kleid schön aussah. Ehrlich gesagt habe ich mich gefreut, recht zu behalten. Schließlich hat Weiß vor Weiß Homer Winslow berühmt gemacht und ist eine meiner bevorzugten Texturkombinationen.

Bei *Person to Person* aufzutreten, war für mich ein unvergessliches Lehrbeispiel von Haltung und Kleidung. Beweglichkeit und Behaglichkeit, die für mich entscheidend für Gastfreundschaft sind, wurden mir glasklar vorgeführt – so fühlt man sich zu Hause wirklich *daheim*.

Gäste zu empfangen, gehört zur Kunst einer gut gekleideten Ehefrau einfach dazu. Tatsächlich sollte Gastfreundschaft fortwährend Einfluss auf Ihre Loungewear nehmen, egal, ob Sie jemanden erwarten oder nicht. Kleidungsgewohnheiten sind wie Tischmanieren. Beide sollten die ganze Zeit Teil von Ihnen sein und nicht nur angeschaltet werden, wenn jemand schaut. Frauen benutzen zu häufig die Ausrede »Wir erwarten ja niemanden«, um im Namen der Entspanntheit eintönig und ungepflegt auszusehen.

Ich habe nichts dagegen, wenn Sie sich gehen lassen und die Puschen abstreifen, solange Ihre Füße gepflegt sind.

Vielleicht ist das Zuhause das Schloss Ihres Ehemanns, aber Sie sind die königliche Hausdame, die es einrichtet und am Laufen hält.

Das Geheimnis der geborenen Gastgeberin ist einfach. Sie ist in ihrem eigenen Zuständigkeitsbereich durch und durch entspannt. Sie trägt immer Loungewear für sich, ihre Familie, unerwarteten Besuch und eingeladene Gäste. Gastfreundschaft ist ein angeborenes Talent, das gepflegt werden kann, um Ihnen als Frau, Ehefrau und Mutter wichtige Dienste zu leisten.

Mit Verlaub, ich glaube an *lange* Kleidung im Haus – Hosen, Kleider oder Röcke. Sie erzeugen eine gemütliche Stimmung voll Freude und Gemeinschaft, die sich auf jeden überträgt, besonders Ihre eigene Familie. Das sollte natürlich kürzere Kleidung nicht ausschließen, wenn Sie diese bevorzugen. Ballettstile sind zu einem amerikanischen Klassiker geworden. Auch volle Röcke, die gerade bis übers Knie gehen, sind in Designs für Zuhause aufgetaucht. Für welche Länge Sie sich auch entscheiden, achten Sie darauf, dass sie nicht wie Straßenkleidung aussieht – sonst geht das, worum es bei Loungewear geht, verloren.

Ich persönlich bevorzuge, wenn ich Gäste empfange, lange, einteilige Kleider in gemütlichen Stoffen wie Jersey oder Flanell, einfarbig, gemustert oder kariert. Wenn ich allerdings mit meiner Familie zu Hause bin, trage ich nur zu gern lange Hosen mit bequemen Tops oder Coveralls.

Achten Sie bei Ihrem Zuhause-Look darauf, dass die Sachen nicht zu voluminös geschnitten sind, sonst fegen Sie mit jeder Bewegung Aschenbecher vom Tisch. Doch zu eng zum Ausbreiten oder Hinsetzen sollte es auch nicht sein. Und der Stoff sollte nicht so schwer sein, dass Sie darunter ersticken. Ich kann bewegte Leichtigkeit gar nicht genug betonen.

Wegen ihrer traditionellen Rolle in der Geschichte und Literatur verkörpern lange Kleider Weiblichkeit, weshalb ich schon immer etwas für sie übrighatte. Mein privater Kreuzzug dient dazu, sie in der amerikanischen häuslichen Szene wieder beliebt zu machen.

Was Sie zu Hause tragen, sollte außerdem zur Ihrer Einrichtung passen. Sie sind das Bild, Ihr Zuhause der Rahmen. Vielleicht ist das Zuhause das Schloss Ihres Ehemanns, aber Sie sind die königliche Hausdame, die es einrichtet und am Laufen hält. Die Farben, Stoffe und Linien in Ihrer Einrichtung spiegeln Ihren Geschmack und Ihren Blick auf das Leben genauso wider wie Ihr persönlicher Kleidungsstil.

Koordination funktioniert gut, wenn Sie bei allem, was Sie kaufen, das große Ganze im Auge behalten. Wenn Sie eine Couch neu beziehen, denken Sie an die verschiedenen Farben, die Sie vielleicht tragen, wenn Sie auf der Couch sitzen. (Auch der Lieblingsmorgenmantel Ihres Ehemanns sollte dabei nicht vergessen werden.) Umgekehrt, wenn Sie neue Pyjamahosen oder ein Gastgeber-Gewand aussuchen, stellen Sie sich vor, wie Sie eingerollt auf dem großen Sessel neben dem Fenster oder auf der Webebank neben dem Kamin aussehen.

In den letzten Jahren haben viele Haushalte Sommer- und Winterüberzüge erworben, die so gut gemacht sind, dass sie nicht einmal wie Überzüge aussehen. Ich sehe sie als Loungewear und sie sollten deswegen häufig gewechselt werden. Es ist unlogisch, anzunehmen, dass Ihre Kleidung sich andauernd verändern sollte, aber Ihre Hauseinrichtung ewig gleich aussieht.

Sie müssen mit Ihren Fehlern nicht leben. Wenn ein Sesselbezug die Proportion eines Raumes stört oder Ihr Ehemann immer etwas in sich hineingrummelt, sobald er ihn sieht, sollten Sie weder sich noch ihn damit quälen. Sie müssen diese Tragödie nicht ertragen. Beziehen Sie ihn neu.

Keine Frau verschwendet absichtlich Geld. Wir sind alle sehr vorsichtig, wenn wir Einrichtungsstoffe aussuchen. Aber manchmal passieren eben Fehler und ich denke: Korrigieren Sie ihn sofort! Das Geld, was jetzt zur Berichtigung des Fehlers ausgegeben wird, wird später ohnehin ausgegeben.

Obwohl Loungewear unglaublich variabel ist, kann ich das Hauptelement, das in allem vorkommen sollte, gar nicht genug betonen: »Weiblichkeit«. Häufig trage ich eine lange Camise, vorn und hinten mit einem tiefen, gekräuselten Ausschnitt, kurzen Ärmeln und einer hohen Taille. Der Stoff fließt frei bis zum Boden. Dieser *Récamier*-Look kann entweder mit hohen oder flachen Schuhen getragen werden. Ich trage auch ein Oberteil mit Tunnelzug, einen langen, gerafften Rock und einen breiten, engen Gürtel für einen romantischen Look. Oder, wenn mich die Orient-Stimmung packt, betone ich meine Augen mit Eyeliner und trage einen Kimono.

Üppige Brokat-Kimonos oder leichte aus Seide, lang und gerade mit dazu passenden oder goldenen Netz-Slippern, eignen sich gut, um Gäste zu empfangen. Kummerbund oder Obis sind wunderschön, für mich allerdings ein Problem. Sie sehen auf Fotos toll aus, aber ich finde, dass sie schwer zu handhaben sind. Sie geraten leicht durcheinander und müssen ständig geradegerückt werden. Wenn Sie keine Expertin sind, sollten Sie diesen Teil der orientalischen Aufmachung auslassen.

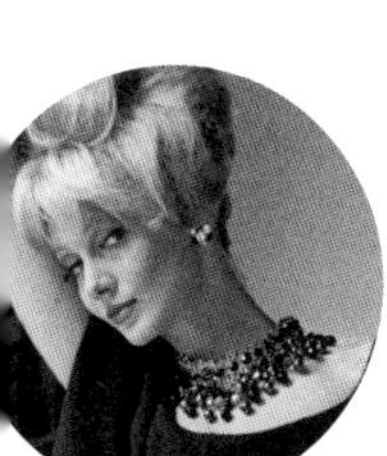

Ausgefallene Hosen sind wunderbar. Genau wie bei Kimonos und anderer Hauskleidung müssen Sie unbedingt vermeiden, dass sie wie Schlafanzüge aussehen. Die Stoffe sollten glamourös sein. Lamé. Brokat. Schweres Satin, einfach oder geprägt. Samt ist in jeder Farbe großartig, außer in Schwarz, weil es Fusseln fängt. Wenn Sie schwarzen Samt lieben, sollten Sie ihn vor jedem Tragen abbürsten und Oberteile mit felliger Oberfläche vermeiden.

Das Styling sollte so extravagant sein, dass Sie es außerhalb Ihrer vier Wände nicht tragen würden. Und Sie wissen ja, als Ehefrau sind Sie über Kattun hinaus – außer auf dem Land und am Strand.

Sie können Hosen mit allem tragen: mit einem Seidenhemd, einem Kaschmirpullunder, einer Strickjacke. Da Hosen in Mode sind, sollte das Top sich im Design zurückhalten oder aus einem passenden Stoff sein.

Kaufen Sie die Hosen nicht so eng, dass Sie nicht sitzen oder sich bücken können. Ich erinnere mich an mein erstes Paar. Sie waren aus himmlischem blauem Satin, den ich in Italien gekauft hatte. Ich hatte sie im Ausland nicht angehabt und als ich wieder in New York war, entschied ich mich, dass sie genau das Richtige für unsere erste zwanglose Party sein würden, wo wir vorhatten, unsere Freunde mit Reisegeschichten zu langweilen.

Nach dem anfänglichen Trubel und den Gesprächen fiel mir auf, dass ich mich noch kein einziges Mal hingesetzt hatte. Nachdem sich alle am Büfett bedient hatten, füllte ich meinen eigenen Teller und suchte mir ein niedriges Kissen als Sitzgelegenheit. Das nächste Geräusch war das laute Krachen eines Saumes. Ich »saß die Party aus« – in einem Paisley-Overall.

Für mich sind Overalls, zusammen mit gefrorenem Gemüse, zwei der glücklicheren Ergebnisse des Zweiten Weltkriegs. Obwohl Winston Churchills berühmter Sirenenanzug nicht zu verachten ist, inspirierte mich erst der bestaussehende Mann, den ich je in meinem Leben gesehen habe. Er war Tankstellenwart in Naples, New York, ein paar Kilometer vom Landhaus meiner Schwiegermutter entfernt, und er sah in seinen Handwerker-Overalls so fantastisch aus, dass ich sie für maßgeschneidert hielt.

Vielleicht lag es auch an seiner Art, doch ich bewunderte seine Overalls und er besorgte mir vom Lieferanten die kleinste Größe. Ich trug sie zwei Sommer lang mit Pullovern und Tüchern, Gürteln und lose, bis ich sie in schwarzem Cord für eine Geschichte im *Life Magazine* nachschneiderte.

Seitdem sind Overalls Teil meiner Modegeschichte, Winter und Sommer, Herbst und Frühling; in Jersey, Flanell, Brokat, Wolle, Baumwolle; einfarbig, Paisley und bedruckt. Es ist ein Kleidungsstück, das ich liebe, und ich hoffe, dass es ein Klassiker im Schrank jeder Frau wird.

Gerade geschnitten mit engen Beinen kann ein Overall locker oder mit Gürtel getragen werden. Ich fange meistens mit Gürtel

Das glorreichste Dinner wird schal, wenn die Gastgeberin ungepflegt ist.

an und dann dehnt sich nach dem Essen, wie bei den meisten Frauen, meine 45-Zentimeter-Taille aus. In Overalls kann ich ohne Gürtel nach dem Abendessen immer noch leger chic aussehen.

Weiter zu den verschiedenen Arten des Gastgebens. Fangen wir an mit der besorgniserregendsten Pflicht: eine Dinner-Party für den Boss Ihres Ehemanns oder wichtige Berufspartner.

Ich weiß, wie leicht es für mich ist, Ihnen hier zu raten, dass Sie sich einfach entspannen sollen. Und trotzdem gibt es Wege, genau das zu erreichen. Wenn Sie einmal entspannt sind, werden Sie bemerken, wie viel Freude es letztendlich bereiten kann.

Gruppieren Sie Ihre Sorgen in zwei Hauptkategorien: Ihren Haushalt und Ihre persönliche Erscheinung. Diese zwei hängen zusammen. Das glorreichste Dinner wird schal, wenn die Gastgeberin ungepflegt ist. Selbst Kleopatra fiel es schwer, Gäste zu betören, wenn das Essen schlecht zubereitet war oder achtlos serviert wurde.

Obwohl arbeitssparende Geräte Haushaltshilfen theoretisch ersetzt haben, empfehle ich Ihnen, sich für wichtige Partys Hilfe zu holen. Ihr Ehemann nennt Sie vielleicht augenzwinkernd das »Mädchen für alles«, aber Ihre Pflichten als Gastgeberin erfordern von Ihnen, dass Sie sich unter die Leute mischen, anstatt von der Küche aus zu lauschen.

Die Stimmung der Party hängt von der Gastgeberin ab. Wenn Sie keinen Spaß haben, werden sich die anderen auch nicht amüsieren. Wenn nötig, vereinfachen Sie Ihr Menü ein wenig, um die finanzielle Belastung etwas auszubügeln. Ein ausgelassener Gang, ein etwas günstigerer Wein wird die Freude an einer fehlerfrei bereiteten Dinner-Party und einer entspannten, bezaubernden Gastgeberin niemals schmälern.

Ein extremes, aber ziemlich lustiges Beispiel dieser Art passierte uns bei meinem einzigen Besuch in London, wo wir von einem jungen Adligen und seiner Ehefrau zum Abendessen eingeladen wurden. Eine uniformierte Hausangestellte kündigte das Abendessen an. Jeder Platz in diesem Edwardschen Glanz war mit ausgezeichnetem Porzellan bestückt. Ein Diener mit tadellosen Handschuhen brachte die antiken, glitzernden Serviertabletts aus Silber. Seine Hoheit servierte das Dinner: Hot Dogs, gebackene Bohnen und Sauerkraut zu »Ehren der amerikanischen Gäste«. Nie schmeckten Wienerle und Bohnen so gut!

Merken Sie sich: Die Extramühe lohnt sich nicht, wenn man sie sehen kann. Aber wenn Sie das Abendessen gern selbst servieren möchten, dann sollten Sie eine Hilfe haben, die tagsüber putzt – auch das Silber – und hilft, das Essen vorzubereiten,

Bloß weil es ums Geschäft geht, ist das noch lange kein Grund, im Hintergrund zu versinken, um Ihren Ehemann erstrahlen zu lassen.

während Sie am Tischarrangement und am Blumenschmuck arbeiten. Nichts bringt mich so in Partystimmung, wie Blumen um mich zu haben.

Blumen sollten Ihren persönlichen Touch ausdrücken. Es gibt keinen Grund, sich in Unkosten zu stürzen. Ein Bund Gänseblümchen ist wunderbar. Ich denke, Blumen sollten frisch und echt sein. Es gibt wunderschöne künstliche Blumen zu kaufen und Sie können sie mit echten kombinieren, aber nur für ein Arrangement, das man nicht zu deutlich sieht. Falsche Blumen wirken am besten von Weitem, auf einer Treppe oder auf einer Konsole im dunklen Flur.

Rosen sind meine Lieblingsblumen. Als ich meinen Ehemann kennenlernte, war er buchstäblich ein verarmter Künstler und konnte mir nur eine einzige Rose kaufen. Er hat es in all den Jahren so beibehalten und ich habe immer eine rote Rose an meinem Bett. Ich liebe das so sehr, dass ich versucht habe, es ins Badezimmerregal zu übertragen. Es ist zu teuer, alle drei Tage zwei American-Beauty-Rosen zu kaufen – älter werden sie leider nicht –, und so probierte ich es mit einer künstlichen Rose. Das Licht war zu stark. Sie sah herb und leblos aus.

Zurück zur Gastgeberin, die selbst serviert: Das Menü sollte von Ihrem Platz am Tisch leicht vorbereitet und serviert werden können, nicht von der Küche aus. Ihr Platz ist bei den Gästen. Eine etwas tiefere Interpretation davon steht in Ralph Waldo Emersons Essay *Mach es zu deiner Gabe*, in dem er schreibt: »Das einzige Geschenk ist ein Stück von dir selbst.«

Ebenso wichtig wie Essen und Service ist Ihre Kleidung als Gastgeberin. Seien Sie so hübsch und lebhaft, wie Sie nur sein können. Bloß weil es ums Geschäft geht, ist das noch lange kein Grund, im Hintergrund zu versinken, um Ihren Ehemann erstrahlen zu lassen. Präsentieren Sie Ihre Familie, wie sie ist. Darüber hinaus würde eine plötzliche Persönlichkeitsveränderung, wenn Sie normalerweise übersprudeln und plötzlich mucksmäuschenstill sind, Ihren Ehemann aus dem Konzept bringen. Und Sie möchten wohl kaum, dass Ihre Gäste sich fragen, was Ihr Ehemann je an Ihnen fand!

VIPs sind auch nur Menschen! Sie kommen nicht vom Mars. Sie reagieren genau wie alle anderen auf ein ehrliches Willkommen und eine angenehme Atmosphäre.

Wie im Fall von Ed Murrows Besuch trage ich immer etwas, das sich schon bewährt hat, Gäste wie diese zu empfangen. Ich will den Kopf frei haben. Ich will mir nicht eine Sekunde Sorgen über ein Kleid machen müssen und ob es von hinten wirklich gut aussieht.

Ob lang oder kurz, das Kleid einer Gastgeberin sollte festlich wirken. Ich mag Schwarz zu Hause nicht, außer bei Hosen oder einem Samt-Oberteil zu einem hellen, fließenden Rock. Weiß oder Naturweiß ist am elegantesten, vielleicht in einem langen Kleid aus Seide oder einer Jersey-Camise. Zu Hause können Sie sich an einem ganzen Kaleidoskop bedienen. Achten Sie darauf, dass Ihre Wahl auch in künstlichem Licht besteht. Ein Kleid in cremiger Lachsfarbe mit Türkisschmuck. Ein elektrisches Blau mit Unmengen weißer Perlen. Ein leuchtendes Karo mit klotzigem Gold.

Da Geschäftspartner auch nur Menschen sind, sollten Sie sie als Individuen behandeln und als Gastgeberin so aussehen und sich so verhalten, damit sie sich entspannen können.

Wenn Sie die Ehefrau des Chefs sind und seine Juniorpartner bewirten, achten Sie darauf, dass Sie nicht zu verführerisch auftreten. Eine Robe aus silbernem Lamé mit Diamanten und Smaragden bis zum Ellenbogen schüchtert die anderen Ehefrauen ein und erzeugt allgemeine Angespanntheit, egal, wie warm Ihr Herz unter dem kühlen Silber auch schlagen mag.

»Empathie« ist ein Wort aus der Werbebranche, das ein Einfühlen in das Erleben einer anderen Person beschreibt, das ermöglicht, ihr Verhalten vorauszusagen. Es ist auch ein gutes Wort für eine Gastgeberin. Versuchen Sie sich selbst durch die Augen Ihrer Gäste zu sehen und Sie werden viel deutlicher wissen, welche Rolle Sie spielen werden.

Ganz gleich, was Sie tun, manchmal verläuft der Abend desaströs. Eine Party, die nicht in Schwung kommt, eine Katastrophe nach der anderen, die Sie beinahe an Hexen glauben lässt. Sobald die Dinge einmal schiefgehen, ist es wie eine Dampfwalze außer Kontrolle. Es ist mir schon passiert und ich kann nur empfehlen, die Zähne zusammenzubeißen und sich durchzuwurschteln.

Rückblickend waren die meisten Pannen-Abende das Resultat schlampiger Planung, die Gremlins trifft keine Schuld. Details dem Zufall zu überlassen, kann funktionieren, aber wenn nicht: Deckung!

Vor nicht allzu langer Zeit habe ich einen dieser Albträume durchlebt. Ich erzähle gern davon, weil es so ist, als hätte man schon einmal Schiffbruch erlitten: Ich habe überlebt, um davon zu berichten.

All das passierte, als unser Baby einen Monat alt war. Irgendwie musste ich eine Dinner-Party geben. Meine Hausangestellte, die sieben Jahre bei uns war, hatte aufgehört, weil meine Familie »zu groß« geworden war – drei Kilo Baby mehr!

Ihr Ersatz kannte sich in meinem Haushalt nicht aus und

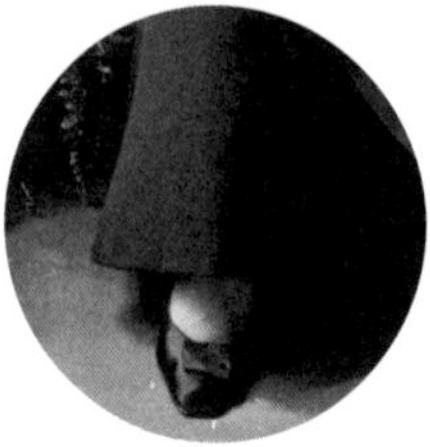

fing die Vorbereitungen damit an, mich nach der Anzahl der Weingläser zu fragen. Ich sagte, zwölf. Im Schrank waren gerad mal sieben. Ich erwartete acht Gäste zum Dinner. Also zog ich los und kaufte ein weiteres Weinglas. Dann hieß es plötzlich, es würden zehn Gäste werden. Ich flitzte durch die Stadt und kauft zwei weitere Gläser. Die Weingläser waren eigentlich ein ziemlich teures Geschenk, weshalb ich sie einzeln oder in Paaren ersetzte und nicht gleich ein Dutzend kaufte, um auf der sicheren Seite zu sein. Letztendlich hätte ich genau das machen sollen. Denn am Tag der Party erhöhte sich die Gästeliste auf insgesamt zwölf.

Schwierigkeiten lassen mich erst recht durchstarten. Vielleic hätte ich mir Masern ins Gesicht malen und das Ganze absagen sollen. Das tat ich nicht.

In meiner Eile bat ich den Verkäufer, die Gläser in eine Papie tüte zu packen, statt sie mit dem üblichen Sägemehl und Zeitungspapier einzuwickeln. Da ich vergessen hatte, Blumen zu bestellen, rauschte ich auf dem Weg nach Hause im Blumenlade vorbei und pfefferte mein Paket auf den Ladentisch aus Marmor Die Gläser zersplitterten in tausend Stücke und der Porzellanladen hatte inzwischen geschlossen. Im Blumenladen kaum noc Blumen. An diesem Punkt hätte ich mich der Frauen-Reserve-Truppe der Fremdenlegion angeschlossen – angenommen, sie hätten mich noch vor dem Dinner aufgenommen.

Und damit war das Desaster noch nicht zu Ende. Der Mann den ich bestellt hatte, um das Dinner aufzutragen, war eine Stunde zu spät. Als er dann endlich kam, vergaß ich, ihm von de Tricks unseres Pudels Peppy zu berichten. Der erste Gang wurde zu nah an die Tischkante gestellt und plötzlich hörten wir einen lauten Knall vom Esstisch und die roten und grünen Birnen, di mein Ehemann so liebt, waren alle auf dem Boden des Esszimmers verteilt.

Abendessen gab es um zehn Uhr abends.

Obwohl es keinen Grund gab, einen Sündenbock für das Chac zu suchen, war für mich natürlich das Kleid Schuld, das ich an dem Abend trug. Ich trug es nie wieder. Tatsächlich brachte ich am nächsten Tag weg. Es ist vielleicht ein närrischer Aberglaube aber ich hatte das Gefühl, dass ich den Schmerz der Erfahrung noch einmal durchleben müsste, wenn ich es noch einmal trug. Eh lich gesagt weiß ich, dass der Abend so durcheinander war, weil ich überrumpelt wurde. Ich hatte meine Planung zu lange vor m hergeschoben und dann brachen die Gläser, die Blumen waren verkauft, die angeheuerte Hilfe fand das Haus nicht.

Seien Sie bunt. Bequem. Beweg-h. Wenn Sie mit spritzenden Essen arbeiten, passen Sie die Schürze hrem Ensemble an. Andernfalls keine Schürze!

Es gibt so viele Arten der Bewirtung, vom Komitee-Treffen bis zum Grillen im Garten. Hier sind einige allgemeine Vorschläge – und meine persönlichen Vorlieben –, was man in verschiedenen Gastgeber-Situationen tragen kann:

1. Club- oder Komitee-Treffen

Zu einem Treffen am Nachmittag in Ihrem Zuhause passt ein einfaches Kleid, wie Sie es auch normalerweise in einem Restaurant zum Lunch tragen würden, am besten.

Wenn das Treffen abends ist, tragen Sie entweder ein lässiges Tageskleid oder konservative Hauskleidung wie einen langen, geschneiderten Rock mit einem klassischen Kaschmirpullover.

Sie sollten heiter aussehen, nicht frivol.

2. Galadinner

Esszimmer erleben ein Comeback und entweder man macht es richtig oder lässt es sein. Zu einem Galadinner, um die Hochzeit eines Freundes zu feiern, die Beförderung Ihres Ehemanns oder zu Ihrem zehnten oder zwanzigsten Hochzeitstag tragen Sie das glamouröseste lange Kleid, das Sie besitzen, fast ein Ballkleid. Eine formelle Dinner-Party darf keine halbe Sache sein. Auf der Einladung sollte Smokingpflicht für die Herren vermerkt sein, die Ladys werden sich sicher über die Gelegenheit zum Schickmachen freuen.

3. Zwangloses Büfett drinnen

Hier ist fast alles erlaubt. Ausgefallene Hosen. Einzelteile, die Sie zu Hause tragen. Ein langes Kleid. Ein orientalischer Kimono. Oder selbst Faulenzpyjamas, ein neues Mode-Idiom, das aus seinem ursprünglichen Gebrauch befreit wurde. Ich bin für Faulenzpyjamas auf zwanglosen Partys absolut zu begeistern, solange sie nicht wie Schlafanzüge aussehen.

Seien Sie bunt. Bequem. Beweglich. Wenn Sie mit spritzendem Essen arbeiten, passen Sie die Schürze Ihrem Ensemble an. Andernfalls KEINE SCHÜRZE! Eine Schürze ist ein wesentliches Design und wurde, wie Mann und Frau, für einen Zweck erschaffen! Dieser Zweck ist zu schützen und zu verschönern. Als Gastgeberin geht das eine ohne das andere nicht.

4. Grillen oder Gartenparty

Drücken Sie Ihre eigene Persönlichkeit so gut wie möglich aus. Gäste draußen zu empfangen, bedeutet gutes Wetter und so haben Sie endlose Möglichkeiten, mit nur einer Einschränkung.

Wenn Sie keinen Swimmingpool haben, verzichten Sie bitte auf den Badeanzug. An einem warmen Tag empfiehlt sich etwas Ärmelloses oder Rückenfreies, das nicht knittert oder nach eine Stunde schäbig aussieht. In glatter Kleidung werden Sie sich kühl und entspannt fühlen.

Abends ausgefallene Hosen, Samtshorts, einen langen, schwe zerisch gepunkteten Rock, Baumwoll-Overalls – im eigenen Garten können Sie kaum das Falsche anhaben. Ein Hinweis: Tragen Sie zum Kochen etwas relativ Enges und eine lustige Asbes schürze, die Sie vor fliegenden Funken schützt.

5. Spontanes Abendessen

Sagen wir, dass Sie, nach einem schicken Samstagabend im Country-Club oder einem Charity-Ball in der Stadt ein paar Gäst zu einem Mitternachtssnack zu sich einladen und Sie fragen sich vielleicht, ob es in Ordnung ist, schnell ins Schlafzimmer zu huschen und sich umzuziehen.

Das kommt darauf an, was Sie tragen. Ist es ein ausladendes Kleid mit viel Stoff, das in der Küche störend oder gefährlich sei könnte, bringen Sie Ihren Ehemann dazu, den Brandy auszuschenken, während Sie sich umziehen. Aber blitzschnell, es wär unhöflich, Leute rumsitzen und auf Sie warten zu lassen.

Wenn es in Ihrem Kleid machbar ist, decken Sie es mit einer großen Kochschürze ab, zum Beispiel mit einer Arbeitsschürze aus Leinen. Eine Arbeitsschürze ist ein toller Kontrast zu einem eleganten Kleid, zu dem es natürlich keine passende Schürze gibt. Wenn Sie das Glück haben, dass Ihnen jemand bei der Zubereitung hilft, sollten Sie auf jeden Fall weitere Schürzen zur Hand haben.

6. Unerwarteter Spontanbesuch

Wenn Ihr Ehemann die Angewohnheit hat, Ihnen zehn Minute vorher Bescheid zu geben – oder auch gar nicht –, verschwenden Sie keine Energie auf Ihre Wut. Er macht Ihnen damit eigentlic ein Kompliment, weil er total entspannt ist und auf sein Zuhause und Ihre Gastfreundschaft vertraut. Also freuen Sie sich über sei Einstellung und stellen Sie Ihren Haushalt und Ihre Garderobe auf Flexibilität ein.

Wenn Sie zehn Minuten Gnadenfrist haben, ziehen Sie sich zuerst um und sorgen Sie sich um das Essen, wenn es an der Tür klingelt. Gäste werden gern warten, wenn eine so hübsch gekleidete Gastgeberin sie darum bittet.

Wenn unerwartet Gäste auftauchen und Sie möchten sich ger umziehen, dann tun Sie das auf jeden Fall. Ihre Gäste können

Ich denke, die Männchen unserer Spezies haben sich zu lange das bunte Gefieder vorenthalten.

sich zehn Minuten selbst unterhalten, während Sie sich umziehen und Ihre Gedanken sammeln.

Die Etikette unangekündigter Besuche unterscheidet sich überall auf der Welt und glauben Sie mir, ich kenne nicht alle. Wenn es also üblich ist, »in der Gegend zu sein«, seien Sie darauf vorbereitet. Andernfalls sollten Sie Ihren Nachbarn und Freunden Ihre persönlichen Gefühle klarmachen, außer Sie sind gern die ständig gut besuchte Anlaufstätte für jeden.

Wenn Sie andere Pläne haben, sagen Sie Bescheid.

Wenn Sie früh ins Bett müssen, sagen Sie das.

Wenn es Ihnen nicht gut geht, können Sie auch Ihren Ehemann oder Ihre Familie bitten, Sie zu entschuldigen.

Eine ernste Botschaft an die Ehemänner

Als Herr im Haus sollten Sie sich Ihrer Gastgeberrolle gemäß anziehen. Statt einfach nur Ihr Hemd zu wechseln und ein normales Hemd zu tragen, sollten Sie anfangen, Ihre eigene Garderobe mit Hauskleidung aufzubauen. Damit sind keine mit Farbe bekleckten Khaki-Hosen oder schlabberige graue Flanellhosen mit einem kurzen, offenen Sporthemd gemeint. Ich glaube, dass die Rückkehr der maskulinen Eleganz ansteht, mit üppigen Stoffen, leuchtenden Farben und dem luxuriösen Komfort der vergangenen Zeiten, den die Männer von heute sicher verdient haben.

Gastgeber zu spielen, scheint, was Kleidung angeht, für Männer ein blinder Fleck zu sein. Ich denke, die Männchen unserer Spezies haben sich zu lange das bunte Gefieder vorenthalten.

Eine ernste Botschaft an die Ehefrauen bezüglich der ernsten Botschaft an die Ehemänner

Von Ehefrau zu Ehefrau kann ich Ihnen nur empfehlen, von Ihrem eigenen Ausgangspunkt auszugehen, mit einem Wort der Warnung: KONSERVATIV. Wenn Sie langsam anfangen, sind Sie irgendwann mit einem Beau Brummel verheiratet und all das war seine Idee. Ein mögliches erstes Teil ist eine Smoking-Jacke aus Samt in einer dunklen Farbe oder vielleichte eine bunte, aber traditionelle Faulenzjacke.

Mein eigener Ehemann ist von Mode umzingelt – und außerdem ist er Künstler – und ist doch modemäßig einer der konservativsten Männer, die ich kenne. Er trug partout kein pinkes Shirt, als es das Modestatement für Männer war, obwohl er es an anderen bewunderte.

Kürzlich hatte es ihm eine rote Lounge-Jacke angetan. Er kaufte sie und trägt sie zu Hause.

Er freut sich jedes Mal, wenn er sie trägt, und ich hoffe, dass weitere Teile folgen werden.

8. KAPITEL

Die Kunst des Mutes und der Vernunft

»Wenn Sie ganz in Weiß himmlisch glänzen, sollten Sie sich nicht über die Zeit und Mühe beklagen, die es zur Pflege braucht.«

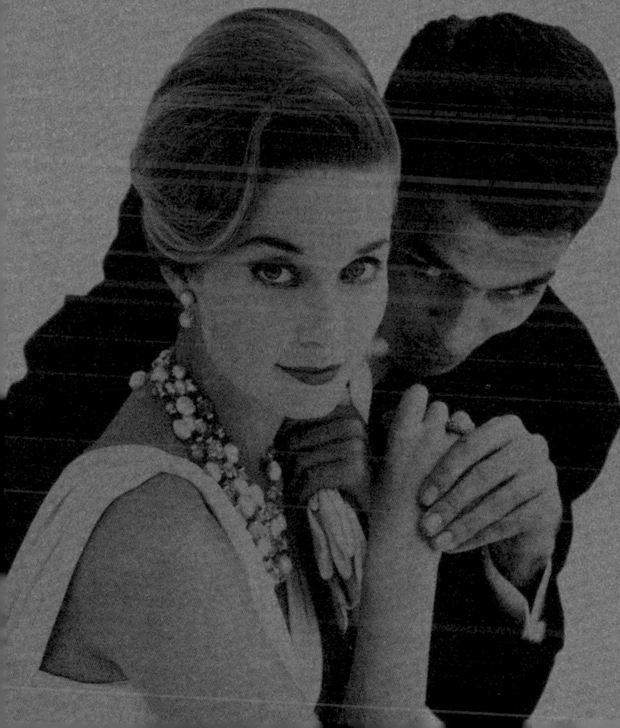

LIEBE EHEMÄNNER:

Mut wird niemals aus der Mode kommen.

WILLIAM MAKEPEACE THACKERAY

Ich bin davon überzeugt, dass nicht alle Ehefrauen gleich sind. Die Männer in ihren grauen Flanellanzügen tun so, als wären wir alle aus einer Passform, aber soweit ich es an den tausenderlei Frauen, die ich getroffen habe und kenne, sehe, haben sie nur gemeinsam, dass sie Ehemänner haben – und ich habe den Wunsch, sie glücklich und stolz auf uns als Frauen zu machen.

Die Kunst des Mutes und der Vernunft ist ein deutlicher Ruf nach Individualität, eine Abkehr vom blinden Folgen aller Beauty- und Modetrends. Mut und Vernunft gehen Hand in Hand: der Mut, Sie selbst zu sein, die Vernunft, es nicht zu übertreiben; Mut zu Ungewöhnlichem, Vernunft zur Mäßigung.

Beim Thema Kleidung denken die meisten von uns subjektiv. Ich gebe zu, dass ich als Erstes, wenn ich ein Kleid ansehe, denke: »Wie das wohl an mir aussieht?« Aber als Designerin beurteile ich Kleider in Hinblick auf Figur, verschiedene Proportionen und unterschiedliche Haut- und Haarfarben.

Als Ehefrau müssen Sie sich modisch nur selbst beurteilen. Studieren Sie Ihre Figur und Farbe. Finden Sie heraus, was Ihnen steht und was nicht. Egal, wie umwerfend es auf dem Cover eines Modemagazins aussieht, wenn es nicht wirklich zu Ihnen passt, sollten Sie es nicht kaufen.

Meine Modephilosophie zeigt sich in meinen Kollektionen und meiner persönlichen Garderobe: dezent natürlich. Obwohl ich gern bemerkt werden möchte, mag ich nicht, wenn jemand nach Luft schnappen und zweimal hinschauen muss. Ich habe etwas gegen Medizinmann- oder Kabuki-Tänzer-Make-up und -Aufmachung. Einmal Halloween pro Jahr reicht mir.

Mut und Vernunft haben genauso viel mit Ihrer Kraft, etwas auszulassen wie etwas hinzuzufügen, zu tun. Es braucht ein inniges Verständnis von Balance, um ein Outfit so abzustimmen, dass das Essenzielle überwiegt, statt es mit ablenkenden Extras zu verdecken. Bettelarmbänder sollten zum Beispiel an einem Handgelenk getragen werden und nicht an beiden; tragen Sie zu ausgefallenen Knöpfen keinen weiteren Schmuck; verbergen Sie einen wunderschönen Ausschnitt nicht mit ablenkenden Ketten oder Perlen.

Sie sind, wer Sie ind, und die Mode kann Sie nur ge-lten. Ihre Haare, Ihr Gesicht und Ihr Stilempfinden eten Ihnen endlose Möglichkeiten, sich auszudrücken.

Sie sind, wer Sie sind, und die Mode kann Sie nur gestalten. Ihre Haare, Ihr Gesicht und Ihr Stilempfinden bieten Ihnen endlose Möglichkeiten, sich auszudrücken. Besonders Farbe bietet eine enorme Vielfalt.

Als ich ein Kind war, kam häufig eine Freundin meiner Mutter zu Besuch, und ich dachte immer, sie säße auf einer pinken Wolke. Das hat zum Teil mit meiner aktiven Vorstellungskraft und der Tendenz zur Übertreibung zu tun, aber wenn ich jetzt wieder daran zurückdenke, war sie wirklich auf einer rosa Wolke. Sie erschien nie, ohne etwas Pink in ihrem Gesicht haben, und das reflektierte ihre rosige Gesichtshaut. Sie hatte viele pinke Hüte, manche auch mit kurzen Schleiern, die über ihre Nase tanzten. Sie trug rosa Blusen, pinke Perlen, einen Schal oder eine Blume in ihrer Lieblingsfarbe. Ich nannte sie die »Dame in Rosa« und vielleicht stellte ich sie mir in meiner Kindheitsfantasie vor, wie sie in ihrem rosa Chiffon Rosé-Champagner nippte.

Wenn Sie eine Lieblingsfarbe haben, zum Beispiel ein strahlendes Lachsrosa, lassen Sie sie immer wieder auftauchen, deuten Sie sie in Ihrer Kleidung an. Irgendwann werden Ihr Ehemann und Ihre Freunde Ihnen automatisch Geschenke in genau dieser Farbe machen und sie wird zu einer Art persönlichem Markenzeichen.

Markenzeichen sind ein gutes Beispiel für Mut und Vernunft. Sie drücken Individualität aus und vermeiden »Absonderliches«. Das womöglich erfolgreichste persönliche Markenzeichen der letzten Jahre war der dunkle Schönheitsfleck im Gesicht des berühmten Models Jean Patchett. Zuerst versuchte sie, den Schönheitsfleck für Shootings mit Make-up zu überschminken. Dann überzeugte ein Fotograf sie, es einfach zu lassen, und diese kleine Pigmentation hat sie in der Modelwelt, die von hübschen Gesichtern nur so wimmelt, herausstechen lassen.

Markenzeichen sind so zahlreich wie unterschiedlich. Die Herzogin von Windsor verändert nie ihre Frisur. Die Moderedakteurin eines nationalen Magazins trägt jeden Tag eine frische Rose. Prinzessin Grace von Monaco würde sich niemals ohne ihre kleinen weißen Handschuhe zeigen; Mary Martin ist inzwischen gleichbedeutend mit kurz geschnittenem Haar; Greta Garbo fing vor zwanzig Jahren mit Schlapphüten an und sie tragen immer noch ihren Stempel; Mamie Eisenhower hat 1952 Ponyfrisuren wieder eingeführt und sie sind nach wie vor modern.

Jedes Markenzeichen entsteht durch Wiederholung. Etwas einmal zu tun, macht es nicht unvergesslich. Wie beim Garbo-Hut, den Grimaldi-Handschuhen und dem Rest kann ein einfaches Accessoire im Lauf der Zeit in den Augen Ihrer Freunden und Familie Ihr »Ding« werden.

Aber wie gesagt, vermeiden Sie das Absonderliche. Ein vierzi Zentimeter langer Zigarettenhalter oder ein Leopard an einer Leine sind selbst für den einmaligen Auftritt schwierig, doch al ein permanentes Accessoire undenkbar. Wiedererkennung ist das Hauptmerkmal eines Markenzeichens, das für Sie natürlich sein sollte. Etwas, das ganz leicht Teil von Ihnen werden kann. Wenn Sie an einem Markenzeichen arbeiten müssen, verliert es seine Natürlichkeit und wird affektiert.

Virginia Pope hat ein Markenzeichen, das ich die »Hut-Aura« nenne. Sie trägt immer einen Hut, und ihre Hüte sind aus viele Stoffen – Blumen, Schleifen, Federn, Schleier –, aber irgendwie scheinen sie immer in ihre Haare überzugehen, sodass Hut un Haare eine Einheit werden.

Eine andere Moderedakteurin, Bettina Ballard, trägt immer einen haarnetzartigen Hut, der ihr gesamtes Haar bedeckt. Wah scheinlich besitzt sie hundertfache Variationen in verschiedenen Farben und Stoffen, die zu ihrer Kleidung passen. Für mich sin diese Hüte so sehr sie, dass ich sie mir nicht einmal beim Entspannen in der Badewanne ohne einen vorstellen kann.

Schmuck kann auch zum Markenzeichen werden – eine Saiso oder ein Leben lang. Eine Freundin von mir kannte ihren Ehemann schon, als sie noch als Kinder mit Rollschuhen herumfuh en. Als ein Geschenk zum Hochzeitstag gab er ihr einen goldener Rollschuh-Anhänger, der ein deutlicher, wenn auch sentimenta Teil ihrer Aufmachung geworden ist. Eine Engländerin, die eine Amerikaner heiratete und herzog, hatte Schwierigkeiten, sich a die Zentralheizung zu gewöhnen. Es war ihr immer zu warm. Und so kaufte sie ärmellose Kleider, um sich gegen die Hitze i ihrem Haus zu wappnen. Nach und nach wurde ihre Kleidung fast komplett ärmellos. Sie mag diesen Stil und bleibt dabei. Nich dass sie blind für Mode wäre. Doch bei neuen Kollektionen schaut sie zuerst nach den ärmellosen Varianten.

Mit einem Markenzeichen können Sie Mut und Vernunft au drücken – aber nur wenn Ihnen danach ist.

Das wohl am weitesten verbreitete Markenzeichen ist der »Natürliche Look«, der den meisten amerikanischen Frauen zu zweiten Natur geworden ist und sie auf Reisen von anderen abhebt. Eigentlich ist der »Natürliche Look« praktisch und dek rativ. Er ist gleichzeitig der einfachste und schwierigste Look, bei dem wieder die Kunst der Ehefrau, Mut und Vernunft walte zu lassen, voll zum Tragen kommt.

Sie müssen den Mut haben, neue Mode auszuprobieren, und die Vernunft, Unpassendes auszulassen oder anzupassen, damit es zu Ihrem Image passt. Ich habe eine Freundin, die nur

Ein vierzig Zentimeter langer Zigarettenhalter oder ein Leopard an einer Leine sind selbst für den einmaligen Auftritt schwierig, doch als ein permanentes Accessoire undenkbar.

Hemdkleider trägt, in jedem Stoff, jeder Schwere und Farbe. Selbst als die Chemise in Mode kam, blieb sie dabei und fand eine Hemdkleid-Version davon.

Sie brauchen den Mut, Kleider in Ihre Garderobe aufzunehmen, die spezielle Pflege brauchen, und die Vernunft, vorher die Art der Pflege herauszufinden. So werden Sie nicht an ein Winterweiß geraten, das sich nicht waschen lässt, oder eine helle Ledertasche, die schwarz gefärbt werden muss, wenn sie schmutzig wird.

Mut und Vernunft werden Ihnen helfen, dem Wetter zu trotzen, wenn es sich unmöglich aufführt, sobald Sie das Haus verlassen. Sie brauchen genug Anpassungsfähigkeit, um sich so anzuziehen, wie Sie es ursprünglich geplant hatten, mit einem Schutzschild darüber, oder um sich so umzuziehen, dass die Idee gleich bleibt, aber besser zum Wetter passt.

Ein Wendepunkt in meiner Karriere geschah genau durch so eine Situation. Ich hatte direkt vor Weihnachten 1955 eine Lungenentzündung und verbrachte den Großteil der Feiertage im Bett, während alle anderen feierten. Es gab eine besondere Party, ein jährliches Ritual, das ich nicht verpassen wollte. Nach viel Überredenskunst sagte der Arzt, ich könnte warm eingepackt hingehen. Es war ein eiskalter Abend und ich wollte nichts tief Ausgeschnittenes wagen. Stattdessen trug ich ein weiß-rosa kariertes Wollkleid, der Ausschnitt ging bis zur Taille und war mit rosa Chiffon ausgefüllt. Ich trug mit Fell gefütterte Stiefel und rosa Satin-Sandalen in einer Einkaufstasche, in der auch die Weihnachtsgeschenke waren.

Zu den Gästen der Party gehörte auch Adam Gimbel, Präsident von Saks Fifth Avenue, der mir später sagte, wie sehr ihm mein Outfit gefiel. Die Notwendigkeit, in dieser Nacht warm und festlich zu sein, hat mein Denken tief geprägt. Als ich mich zwei Jahre später mit Saks zusammentat, sah ich diese Weihnachtsparty rückblickend als den Anfang.

Shakespeares Polonius mag an Mut und Vernunft gedacht haben, als er sagte: »Sei dir vor allem selbst treu.«

Wenn Sie in einer kalten Nacht glamourös sein wollen, sparen Sie sich das Bibbern in etwas tief Ausgeschnittenem. Diese Gänsehaut wird Sie nicht wärmen, das kann nur warme Kleidung.

Wenn Sie ganz in Weiß himmlisch glänzen, sollten Sie sich nicht über die Zeit und Mühe beklagen, die es zur Pflege braucht.

Anders gesagt, folgen Sie dem Mut Ihrer Überzeugung als Frau und der Vernunft Ihrer Erfahrung als Ehefrau.

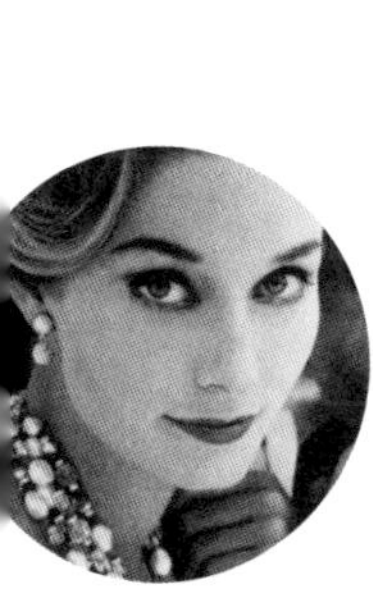

9. KAPITEL

Ich bin eine Ehefrau, also reise ich

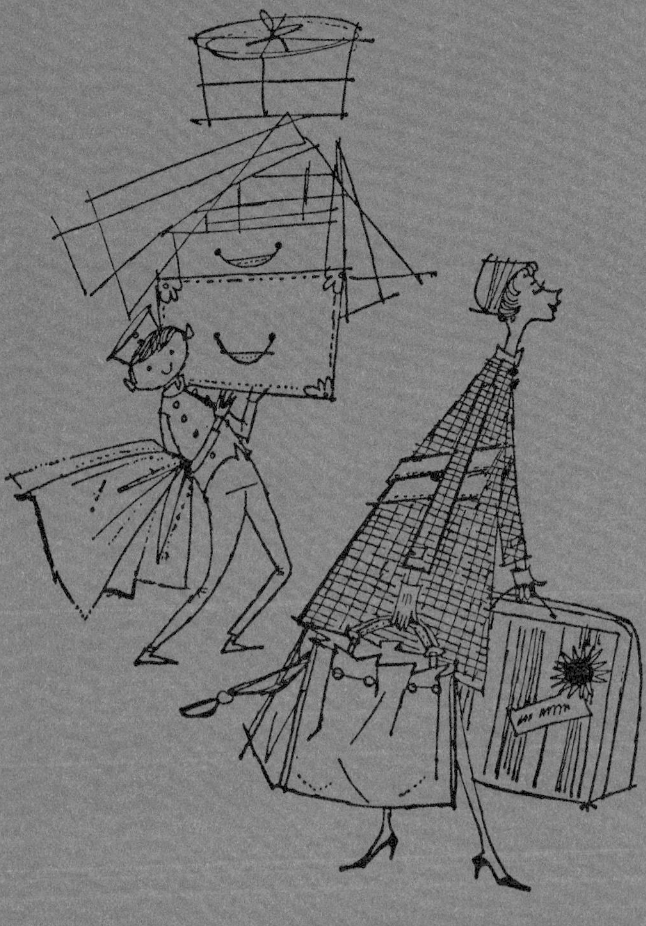

LIEBE EHEMÄNNER: *Es ist besser, ein reiches Leben zu haben, als reich zu sterben.* SAMUEL JOHNSON

Ob Sie die Nationalparks durchqueren, mit Ihrem Ehemann eine Messe besuchen oder via Nordpol die Hemisphären überqueren, gibt es zwei grundlegende Dinge, die Ihre Reise erleichtern. Kalte Rücksichtslosigkeit und Nerven wie Drahtseile – die unsichtbaren, aber spürbaren Grundvoraussetzungen für die Planung Ihrer Reisegarderobe.

Nun, vielleicht nicht zu kalt und eisern, aber übernehmen Sie die Kontrolle über Ihr Schicksal und Ihren Weg. Die Reisestrapazen werden Ihr Urteilsvermögen, Ihren Einfallsreichtum und Ihr Durchhaltevermögen permanent herausfordern.

Vor jeder Reise sollten Sie Ihre Reisepläne wie eine Logistik-Expertin studieren. Fragen Sie Leute, die schon dort waren. Machen Sie sich Notizen zu Klima, Jahreszeit, Art der Unterkünfte. Dann – und das klingt vielleicht wie ein Widerspruch, ist es aber nicht –, DANN analysieren Sie diese Informationen und übersetzen sie in Ihren eigenen Dialekt. Die Freundin, die Ihnen sagen wird, dass Sie viele knappe Cocktailkleider für den Abend mitbringen sollten, weiß, was für sie selbst gut war; vielleicht sind Sie in langen Pastellwollkleidern genauso chic.

Mehr als in jedem anderen Bereich der Mode verlangt Reisen klare Entscheidungen, bevor Sie gehen, und Anpassungsfähigkeit, sobald Sie unterwegs sind. Sie können nicht eben schnell nach Hause gehen, weil Sie etwas Wichtiges vergessen haben, sondern es ist vielleicht unmöglich, während der Reise etwas zu ersetzen oder zu improvisieren.

Da Sie wohl schlecht Ihren gesamten Schrankinhalt mitnehmen können – außer Sie reisen mit einem Wohnwagen –, muss jede Entscheidung weit im Voraus getroffen werden. Wie wollen Sie unterwegs aussehen? Welche modischen Anforderungen werden an Sie gestellt? Welche stellen Sie an sich selbst? Welchen Einfluss werden beschränkte Zeit und Möglichkeiten nicht nur auf Ihre Looks, sondern auch auf Ihren Komfort haben?

Nach Ihrer Ankunft ist nicht der Zeitpunkt, um festzustellen, dass Ihr Koffer Ihnen genauso viel bringt, als wäre er verloren gegangen.

Ich gehe das Thema Reisen im Hinblick auf Bequemlichkeit, Abstimmung und emotionalen Wert an.

Als frischgebackene Logistikexpertin fangen Sie mit einer kleinen Liste an! Schreiben Sie zuerst all die Kleider auf, die Sie gern mitnehmen würden, inklusive Accessoires. Alles in allem würden Sie dafür wohl einen Container brauchen; und wenn Ihnen das Maximum, das Sie mitnehmen können, klar wird, fangen Sie an, Dinge durchzustreichen, bis Sie beinahe das absolute Minimum erreichen. Überlegen Sie immer wieder, welches Kleid mit Accessoire-Veränderung doppelte oder sogar dreifache Pflichten erfüllen kann. Welcher Mantel geht morgens und abends? Welch Tasche drückt am meisten aus und braucht am wenigsten Platz?

Sobald Sie beim absoluten Minimum sind, können Sie ein Paar Goodies hinzufügen, die Ihre Reisegarderobe retten werden Für mich gehört dazu ein Rüschen-Negligé, eine zusätzliche Abendrobe, zusätzliche Badeanzüge und Pullover.

Für Sie könnte es alles Mögliche sein. Lassen Sie nicht voller Reue etwas zurück, das Ihnen wichtig ist, auch wenn es nicht in die anerkannte Reisegarderobe gehört, über die wir so viel hören und lesen.

Das führt mich zu sogenannten Ratgebern zur »Allgemeinen Reisegarderobe«, die man in Läden, Fluglinien, Reisebüros und so weiter kaufen kann. Ich weiß nicht, wer diese makabren Büchlein schreibt, aber das sind entweder Männer, die seit zehn Jahren denselben Anzug tragen, oder Frauen, die noch nie verreist sind. Das Traurige daran ist, dass viele eigentlich gewitzte Leute ihr Mode-Know-how in den Wind schießen und dem dort angeführten klinischen Rat folgen. Statt mir anzumaßen, Ihnen vorzuschreiben, wie viele Kleider oder Sonnenkleider oder Überzüge Sie persönlich mit auf Reisen nehmen sollten, gehe ich das Thema Reisen im Hinblick auf Bequemlichkeit, Abstimmung und emotionalen Wert an.

Jede Reisende ist anders. Jede Reise ist anders. Und es wäre für mich genauso idiotisch, Ihnen Schritt für Schritt Ihre Garderobe vorzuschreiben, wie es für Sie wäre, es Schritt für Schritt zu befolgen. Europa ist im Sommer anders als Südkalifornien; Winter in Vermont ist anders als in der Schweiz. Die Schweiz und Phoenix, Arizona, unterscheiden sich spirituell wie auch klimatisch. Meine Reisegarderobe für einen Paris-Besuch vor Kurzem war ganz anders als die der Designer von Leonard und Andrew Arkin, meine Partnerfirma, die zwei- oder dreimal im Jahr beruflich nach Paris reisen.

Eine Reisegarderobe ist persönlich. Sie wird sich von Reise zu Reise verändern. Sie ist eine Verdichtung Ihrer alltäglichen Garderobe und keine davon getrennte Einheit. Schließlich sind Sie sowohl zu Hause als auch weit weg noch dieselbe Person und

Sie wollen vertraute Kleidung mit sich führen. Schränken Sie Ihren Schrankinhalt nie so sehr ein, dass Sie Ihre Persönlichkeit zurücklassen.

Sie müssen sich auf das Klima einstellen. Es wird sich nicht nach Ihnen richten. Seien Sie aufs Beste und Schlimmste gefasst. In Florida gibt es an manchen Wintertagen einen Temperaturunterschied von bis zu 25 Grad. New Yorks Herbst hat einen schlechten Ruf für sengende Spätsommertage. In vielen Gebieten des Südwestens fällt die Temperatur innerhalb weniger Sekunden um sechs Grad, sobald die Sonne hinter den nächsten Bergen untergeht. Wo auch immer Sie hinfahren – Großstadt, hohe Berge, sandige Strände oder hübsche kleine Insel –, gehen Sie davon aus, dass es etwas kälter oder wärmer wird, als Sie erwarten.

Vergessen Sie im Winter nicht, dass es Winter ist, auch wenn Sie auf einer karibischen Tropeninsel entspannen. Packen Sie nicht ausschließlich Sommersachen ein, denn tagsüber ist es bestimmt warm genug für Sommerkleidung, aber ab der Cocktailstunde wird die Luft im Winter kalt. Wolle und Jersey sind nicht nur angemessen – in Organdy erfrieren Sie vielleicht.

Förmliche Kleidung in den Tropen ist ziemlich förmlich. Wenn auch die eleganten Orte auf Ihrer Liste stehen, nehmen Sie ein schickes Ballkleid mit. Sie werden in der Karibik die wunderschönste Abendkleidung zu sehen bekommen.

Die meisten offiziellen Reiseratgeber verlangen von Ihnen, dass Sie sich mit zwei oder drei Paar Schuhen zufriedengeben. Da würde ich lieber zu Hause bleiben. Letztes Jahr habe ich mich für zehn Tage auf Boca Raton ausgeruht und hatte 18 Kleider und zwanzig Paar Schuhe im Schlepptau. Als »Kleid« zählt alles mit Rock, angefangen bei dem kleinen Cabana-Kleid, das ich im Bus zum Strandclub trug, bis hin zu einem Abendkleid zum Tanzen. »Schuhe« sind für mich Strandlatschen, Pastellpumps und Abendsatins. Ich glaube nicht, dass das Verhältnis zwischen meinen Schuhen und Kleidern auch nur im Geringsten unausgewogen war.

Imaginäres Umziehen der Kleider wird Ihnen beim Reisen gute Dienste leisten. Bei dem oben genannten Trip trug ich eins meiner Lieblingsjerseys am Samstagabend mit Satinschuhen und am nächsten Tag noch einmal mit ordentlichen Ziegenlederaccessoires zur Kirche.

Eine Freundin von mir ging mit ihrem Ehemann auf Kreuzfahrt nach Venezuela und in ihrem Koffer hatte sie ein einfaches, rückenfreies lachsfarbenes Leinenkleid, das sie an einem der weniger förmlichen Abende an Bord tragen wollte. Zu ihrem Leid tauchte eine der Reisenden zum Frühstück in genau diesem

Kleid in einer anderen Farbe auf, mit flachen Schuhen, einem Tuch und einer Strohtasche. Ihr erster Gedanke war, das Kleid a dem Abend nicht zu tragen, aber dann entschloss sie sich für den ursprünglichen Plan. Am gleichen Abend noch trug sie es m goldenen Sandalen, goldenem Schmuck und einem hellen Satinmantel – ein gutes Beispiel von Interpretation.

Wenn Sie in den Urlaub fliegen, befürchten Sie vielleicht, das zulässige Gewicht Ihres Gepäcks zu überschreiten, und Sie nehmen die Garderobe einer Gefängniswärterin mit. Es erstaunt mich, wie viele Menschen für Ihren Urlaub Tausende – oder zumindest Hunderte – Dollar ausgeben und ihr Gepäck auf die vorgeschriebenen zwanzig oder dreißig Kilo beschränken. Der Punkt ist, dass diese Gewichtsbeschränkung für kostenlosen Transport gilt. Wenn Sie bereit sind, für das überschüssige Gepäck zu zahlen, können Sie so viel mitnehmen, wie Sie wollen. Die zusätzlichen Kosten sollten als legitime Reiseausgabe gelten, nicht als etwas, das auf jeden Fall verhindert werden muss. Magische Orte verlieren ihre Magie, wenn Sie wissen, dass Sie wesentlich besser angezogen sein könnten, wenn Sie nur mehr mitgenommen hätten.

Auch bei Lingerie raten einem die Reiseratgeber, sich auf zwe oder drei »komplette Sets« zu beschränken. Ich finde jedoch, dass Sie eher mehr Unterwäsche und Nachtwäsche als nötig mitnehmen sollten. Im Urlaub sollten Sie nicht am Waschbecken schuften. Wenn Sie auf Geschäftsreise sind, haben Sie womöglic nicht einmal die Zeit dazu. Persönlicher Wäscheservice ist selten gut oder schnell. Sparen Sie sich den Ärger. Nehmen Sie mehr al reichlich Dessous mit.

Reisebügeleisen sind ein größeres Streitthema als Politik. Einige Leute schwören drauf; andere werden blass, sobald man das Wort nur ausspricht. Ich bin irgendwo dazwischen. Wenn ich eins mitnehme, bin ich meistens froh darüber; wenn nicht, finde ich entweder eins zum Leihen oder jemanden, der für mich bügelt.

Vor ein paar Jahren mieteten einige Freunde ein großes Haus an der Küste von Long Island für den Sommer und luden uns übers Wochenende ein. Es war ein ziemlich legerer Haushalt un die meisten Geräte waren entweder versteckt oder nicht vorhanden. Am Sonntagmorgen wachte ich früh auf und entschied, die vier Petticoats zu bügeln, die ich zur Kirche anziehen wollte (Petticoats waren in dem Sommer der letzte Schrei). Ich schlich mich in die Küche und konnte weder Bügelbrett noch -eisen finden und kehrte zu meinem Zimmer zurück, wo ich mein eigenes Reisebügeleisen hatte. Ich glättete meine Seite des Betts und bügelte. Nach ein paar Minuten wachte Tom überrascht auf. Er dachte nicht nur, dass er in der Kirche sei, sondern auch im Himmel, denn er sah nur einen Berg Petticoats und fühlte eine köstliche Wärme.

Was man über den Wolken trägt

Für Katzensprünge empfehle ich weite Kleidung wie ein gerade geschnittenes Hemdkleid, das auf festem Boden vom Gürtel umschlossen ist, aber beim Fliegen bequem ohne Gürtel getragen werden kann. Selbst wenn es Ihnen gut geht, wird Ihr Bauch sich in der Höhe ausdehnen. Sie werden Platz in Ihrer Kleidung brauchen, um sich nicht eingeschnürt zu fühlen.

Jersey und Seide sind ideale Reisestoffe wie auch viele Wunderstoffe und Kombinationen. Viele dieser Stoffe ergänzen sich wunderbar mit natürlichen Fasern zu erstaunlich starken, widerstandsfähigen und wunderschönen Stoffen. Ich werde später noch ausführlicher auf diese besonderen Stoffe eingehen.

Anzüge finde ich zum Reisen nicht so passend, weil sie, gut geschneiderten Tweed für bittere Winterkälte ausgenommen, zu einschränkend sind. Es gibt immer mehr Stoffe, die aufgrund der Verarbeitung reisetauglich sind. Im Hochsommer war Leinen tabu, weil es sofort zerknitterte, aber nun bleibt es dank chemischer Behandlung der Stoffe unversehrt.

Für die Reise über den »Großen Teich«, wie die Piloten die Ozeane nennen, oder für eine lange Reise quer übers Land, nehmen Sie etwas, das Sie in der Flugzeit tragen können, in Ihrem Beutel oder in einen Extramantel gefaltet mit. Sobald das Anschnallzeichen erloschen ist und das Flugzeug waagrecht fliegt, gehen Sie zu den Waschräumen und ziehen Sie das Kleid aus, das Sie zur Ankunft frisch tragen wollen. Geben Sie es der Flugbegleiterin zum Aufhängen. Ziehen Sie sich etwas Gemütliches an – häufig ist es da oben kalt – wie weite Overalls oder ein Wollkleid mit viel Bewegungsfreiheit für Beine und Körper. Die meisten Airlines geben Ihnen kleine Wollslipper für lange Flüge und so können Sie auch Ihre Schuhe ausziehen. Oder Sie stecken Ihre eigenen Pantoffeln in Ihren Beutel.

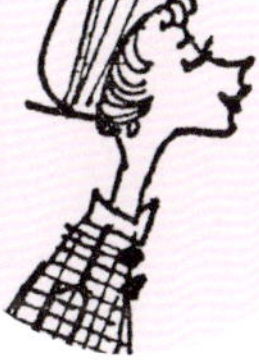

Wenn Sie im Dunkeln unterwegs sind und die ganze Nacht sitzen müssen, ist es völlig in Ordnung, eine lange, geschneiderte Robe anzuziehen, wie Sie sie vielleicht bei unerwartetem Besuch zu Hause tragen – solange sie geschlossen bleibt, wenn Sie sich zum Schlafen einrollen. Ein Overall wäre auch eine tolle Idee, da Sie darin eine Menge Spielraum haben, um eine gemütliche Schlummerposition zu finden.

Auf unserer ersten Reise nach Europa im Sommer 1953 waren Petticoats gerade auf ihrem Höhepunkt und ich war darauf aus, sie zu tragen, egal wie voluminös, angefangen beim Flug über den Atlantik. Mein Reiseoutfit war ein braunes Leinenkleid mit einer engen Taille über vier Petticoats.

Ich erinnere mich daran, dass einige meiner Mitreisenden Wetten abschlossen, ob ich durch die Tür der Damentoilette passen würde, aber ich habe bewiesen, wie beweglich mein Outfit war. Als ich danach in meine Koje ging, stieg ich einfach aus allen vier Petticoats auf einmal heraus und stellte sie wie einen Kegel ans Ende meines Betts.

Was sich als Abenteuer herausstellen sollte, waren die 18 weiteren Petticoats, die ich in einen separaten Koffer gepackt hatte. Unter anderem waren wir auf einen Ball in Irland eingeladen und ich brauchte allein für mein Ballkleid drei lange Reifröcke. Nach einigem Experimentieren habe ich festgestellt, dass es möglich war, alle 18 Petticoats wie Sprungfedern zusammenzupacken.

Wir kamen um sechs Uhr morgens in Irland an und das Erste, was der Zollbeamte wissen wollte, war: »Was ist in dieser Tasche?« Ich erklärte, dass es mein Reifrockkoffer war. Vielleicht lag es an der frühen Stunde, aber das brachte ihn wirklich auf. »So wie das hier«, erklärte ich und machte einen Schritt zurück, um ihm die Ecken der Reife zu zeigen, die ich trug. Er schaute mich an, als wäre ich verrückt, und bestand darauf, dass der Koffer geöffnete würde. Ich wusste genau, was passieren würde. Und so kam es auch. Alle 18 Petticoats sprangen heraus, als wäre die Schule gerade aus. Der Inspekteur half uns, sie wieder einzupacken.

Wohin wir auch gingen, ich hinterließ meine modische Visitenkarte: In Irland tauschte ich einige gegen ein paar Connemara-Tücher; in Frankreich forderte der späte Jacques Fath einen im Austausch gegen einen seiner wunderbaren Schals.

Als ich nach New York zurückkam, hatte ich viele Tücher, aber keinen einzigen Petticoat mehr. Ich verteilte sie, wohin wir auch gingen, als eine Art modischen Marshallplan.

Seereisen teilen sich in zwei Kategorien auf: Entweder sind Sie auf der Durchreise, was bedeutet, dass Sie sowohl Kleidung für das Schiff brauchen als auch für Ihr Ziel, oder Sie sind auf einer Kreuzfahrt, was bedeutet, dass sich alles nach dem Ozean richtet.

Ist es eine Überfahrt, empfehle ich getrenntes Gepäck für beide Teile der Reise. Koffer, die nur für die Überfahrt sind, können am entfernten Ufer aufbewahrt werden, um dann für die

Egal, zu welcher Jahreszeit Sie reisen, nehmen Sie einen schweren Mantel mit. Das Wetter ist fast so vertrackt wie die politische Situation.

Rückreise wieder aufgenommen zu werden, während die Taschen für den Aufenthalt an Land im Schiff aufbewahrt werden können, bis sie gebraucht werden.

Autoreisen erlauben die kleinste und am leichtesten zu pflegende Garderobe, besonders wenn Sie Autoschutzhüllen haben, die Sie auf dem Rücksitz gerade aufhängen können. Tragen Sie einen Glockenrock, der Sie nicht so einschränkt, wie Hosen das vielleicht würden, und Sie sehen gepflegt aus, wo auch immer Sie anhalten, um zu essen oder zu schlafen. Am Ende einer langen Strecke werden Sie sich weniger müde fühlen, wenn Sie hübsch aus dem Auto steigen. So sind wir Menschen eben.

Im Jahr nach unserer ersten Europareise durchquerten wir Amerika im Auto. Meine Autokleidung bestand fast vollständig aus Seersucker-Hemdkleidern in verschiedenen Farben und Mustern, gerade geschnitten und absolut bequem. Ich trug dazu Ledergürtel und passende Schuhe, die ich anzog, sobald wir anhielten. Egal, welche Formen die aktuelle Mode diktiert, gerade geschnittene Hemdkleider sind und bleiben ewig währende Klassiker. Wenn Sie als Ehefrau fahren, brauchen Sie Bewegungsfreiheit in knitterfreiem Stoff.

Welche Kleidung Sie auf eine Autoreise mitnehmen, hängt von der Art der Reise ab, die Sie geplant haben, und ob die Kinder mitkommen oder nicht. Das Wetter hat es im Auto immer auf Sie abgesehen, schützen Sie also mit attraktiven Kopfbedeckungen auch Ihre Haut und Ihre Augen.

Da uns die Düsenjets überallhin verfrachten, kaum dass wir das Haus verlassen haben – und uns später dafür bezahlen lassen –, sind Weltreisen mehr als nur Träume geworden. Für den durchschnittlichen Urlaub von zwei oder drei Wochen können Sie förmlich überallhin. In welche Richtung es Sie auch verschlägt, gibt es doch ein paar geografische Hinweise, die Ihnen bei der Planung Ihrer Reisegarderobe helfen können:

Europa

Egal, zu welcher Jahreszeit Sie reisen, nehmen Sie einen schweren Mantel mit. Das Wetter ist fast so vertrackt wie die politische Situation. Juli in Paris kann um die Mittagszeit in einem Straßencafé brütend heiß sein und zu Mitternacht bitterkalten Regen bedeuten.

In Italien, Spanien und Portugal dürfen Sie in der Kirche nichts Schulterfreies tragen. Ich habe das persönlich eines Sonntags in einem Dorf außerhalb Madrids erlebt, als eine Bäuerin mein ärmelloses, aber hochgeschlossenes Kleid sah. Sie riss ihr Tuch

Bettsocken und ein warmes Nachthemd sind selbst im Sommer auf einer Englandreise empfehlenswert.

entzwei, damit meine Arme bedeckt waren. Ich war überrascht zu sehen, wie viele Frauen mit unbedeckten Köpfen beteten. Bräuche variieren wohl. In den Vereinigten Staaten muss der Kopf bedeckt sein; in Europa sind es die Arme.

(PS: An einem spanischen Strand können Sie für das Tragen eines Bikinis verhaftet werden.)

England ist für das Fehlen der Zentralheizung wohlbekannt. Wenn Sie es nicht fertigbringen, in ein eiskaltes Bett zu klettern, bitten Sie um eine Wärmflasche. Bettsocken und ein warmes Nachthemd sind selbst im Sommer auf einer Englandreise empfehlenswert. Die Britischen Inseln liegen hoch im Norden und das Wetter kann hier kalt und feucht sein.

»Förmlich« wird in den Städten Europas unterschiedlich interpretiert. In Paris wird in gewissen eleganten Restaurants wi dem Maxim's an einem Freitagabend Abendgarderobe erwartet. In Londons berühmtem Café de Paris werden Sie auf den Balko abgeschoben, wenn Sie keine Abendgarderobe tragen. Kleidervorschriften ändern sich andauernd, also fragen Sie einfach in Ihrem Hotel nach dem neusten Stand der Vorschriften.

Wenn Sie zu jemandem nach Hause eingeladen sind, fragen Sie ebenfalls besser vor Ort nach, was man anzieht. Die Bräuche im Ausland sind unterschiedlich und es wäre leichtfertig, sie zu ignorieren. Ich machte selbst den Fehler, zu einem »zwanglosen Lunch auf dem Land« in meiner Meinung nach wunderschöner Hose und Hemd anzukommen, nur um alle anderen in ziemlich förmlicher Lunch-Kleidung anzutreffen – eine in Amerika vergessene Tradition. Meine Schwester, die schon mehrmals um die ganze Welt gereist ist, machte sich laut eigener Aussage in der neuen Republik Ghana zum Volltrottel. Sie und ihr Ehemann waren zu einem Mittagessen in das Haus eines Regierungsbeamten eingeladen worden. Weil das Wetter so warm war, trug sie ein einfaches Baumwollkleid. Sie war peinlich berührt zu sehen, dass sie nicht nur ein Ehrengast war, sondern auch dass alle anderen die neusten ausgefallenen Kreationen aus Paris trugen.

Außerhalb der USA bedeutet Gartenparty und Nachmittagstee allgemein: »Tragen Sie ein Kleid.«

Im Allgemeinen werden die Amerikaner in ihrer Mode-Etikette für zu freizügig gehalten und dafür verachtet. Papst Johannes XXIII. ließ sich noch zu seiner Amtszeit als Kardinal Roncalli schlagfertig über die leicht bekleideten Besucher, die im Sommer über die Stadt einfallen, aus: »Die Leute müssen nicht in Wolle und Pelz kommen. Sie können in dieser modernen, amerikanischen Seide kommen, frisch und weich, ein kostengünstiger Kühlschrank. Allerdings ist Italien auch nicht der Äquator, wo übrigens selbst die Löwen ihren Pelz und Krokodile ihre kostbare Haut tragen.«

Bermuda und die Bahamas

Da sie englisch sind, liegt tagsüber ein Hauch lockerer Konservativismus und abends Formalität in der Luft. Klassische Hemden, Bermuda-Shorts und karierte Röcke für Sport und Inselerkundungen; Kleidung aus heller Seide und Leinen für Mittag- und Abendessen; lange Cocktailkleider mit Ihrem besten Schmuck am Abend.

Karibische Inseln

Sehr bunte und legere Kleidung tagsüber; Lebendigkeit am Abend, je nach Ihrer Laune.

Mexiko

Fast überall sind die Tage warm und die Nächte kühl. Die Städte sind weltoffen und Sie tragen dunkle, raffinierte Stadtkleidung, je nach Saison. Shorts und Hosen sind in den Städten tabu, aber als Freizeitkleidung angemessen für Resorts. Formelle Kleidung wird selten gebraucht. Da Mexiko zum Teil tropisch ist, geht es nicht ohne Regenmantel.

USA

Ich kann nicht einmal ansatzweise das ganze Land abdecken – denn das wäre Stoff für ein ganzes Buch –, doch hier sind ein paar Verallgemeinerungen:

In New York, Chicago und Los Angeles ist es im Sommer sehr heiß. Die meisten Hotels und Restaurants haben Klimaanlagen, Sie sollten also etwas Passendes zum Überziehen dabeihaben. In San Francisco ist es das ganze Jahr über kühl.

In den meisten Großstädten sind weiße Schuhe nur als passende Begleitung zu einem weißen Kleid angebracht. Zum Lunch in feinen Restaurants trägt man sowohl im Winter als auch im Sommer Hüte.

Wenn Sie zum ersten Mal in eine Stadt gehen, machen Sie sich vorher über die gängige Kleidung schlau; San Francisco ist extrem chic und wurde schon das Paris des Westens genannt. Washington findet Geschmack an internationalem Glamour;

New York und Palm Beach ziehen beide internationale feine Gesellschaft an; Los Angeles hat die Extravaganz einer Filmkolonie Chicago betreibt die modischsten Läden. Boston und Philadelphia sind eher auf der traditionellen Seite, Atlanta mag es flauschig feminin.

Diese Liste setzt sich endlos fort.

Urlaubskleidung

Wenn ich an Ferienorte denke, muss ich immer an Groucho Marx' Scherz denken: »Ich lernte meine Frau in einem Reisebüro kennen. Ich wollte heiraten und sie war der letzte Ausweg.«

Dieses Thema ist so umfangreich, dass ich ein ganzes Buch damit füllen und jeden Punkt analysieren könnte. Es gibt Ferienorte für Sommer- und Winterurlaub; Orte, an die man die Kinder mitnimmt, mit einer Gruppe von Freunden hinfährt oder sich für die zweiten Flitterwochen verkrümelt.

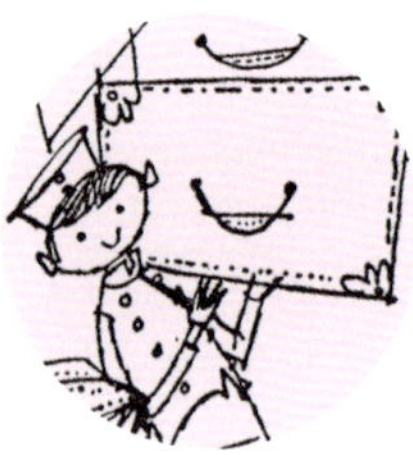

Die beste Art, Ihr Talent als gut gekleidete Ehefrau unter Beweis zu stellen, kann in vier kleinen Worten zusammengefasst werden: »Kennen Sie Ihren Ferienort.« Dümpeln Sie nicht einfach munter vor sich hin, in der Annahme, dass diese Orte sowieso alle gleich wären. FINDEN SIE HERAUS, was andere, die da waren, sagen, blättern Sie im Reiseteil Ihrer liebsten Zeitung oder schreiben Sie direkt an das Resort.

Jeder Urlaubsort hat eine eigene Identität. In einem ziehen Sie sich vielleicht sechsmal am Tag um, im anderen laufen Sie den ganzen Tag wie eine Strandgutsammlerin oder eine Skibummlerin herum und verwandeln sich des Nachts in eine Prinzessin. Allgemein gilt jedoch der alte Refrain: »Lieber zu viel dabei als zu wenig.« Ich kann es gar nicht oft genug sagen: Zusätzliche Schuhe haben mehr als nur ihr Gewicht zu geben. (Schuhe sind meine persönliche Schwachstelle. Sie geben mir das Gefühl, dass ich unendlich viele Kleider zur Auswahl habe.)

Pelze sind meiner Meinung nach zu angeberisch für Resorts, außer Sie brauchen einen kuschelig warmen Pelzmantel. In sonnigen Resorts sollte Pelz nur als Besatz auf Pullovern oder einem Kragen eines pastellfarbigen Mantels getragen werden.

Messereisen

Als Begleitung Ihres Ehemanns oder als Delegierte Ihrer eigenen geschäftlichen Belange muss Ihre Reisegarderobe absolut stimmen. Sobald Sie da sind, wird es keine Zeit geben, etwas zu kaufen. Da Messen im ganzen Land abgehalten werden – in

Bergresorts, an der Küste und in allen großen Städten –, gibt es keine Standard-Messekleidung. Holen Sie sich Ihre Anhaltspunkte aus dem Programm, das vorher gedruckt wird, und lesen Sie sich alles durch, bevor es losgeht. Werden Sie eine Fabrik besichtigen? Bei einem Strand-Lunch einer Rede lauschen? Einem aufwendigen Dinner beiwohnen? In einem mit Rosenblüten bestreuten Ballsaal tanzen?

Während Sie sich das Programm durchlesen, schreiben Sie eine Liste. Sobald Sie sich aufgeschrieben haben, was Sie möglicherweise anziehen könnten, reduzieren Sie, aber nicht bis auf die Knochen. Eine Messe ist sowohl harte Arbeit als auch viel Spaß. Genehmigen Sie sich viele Outfits und (auf die Gefahr hin, dass ich mich wiederhole) nehmen Sie das richtige Schuhwerk mit. Füße werden zuerst müde und ziehen alles mit sich runter.

Für Meetings und Seminare brauchen Sie bequeme Kleidung, in der Sie nicht nur gut aussehen, sondern auch bequem sitzen können. Nehmen Sie viele Strumpfhosen mit; sie bleiben auf Messen gern überall hängen. Vielleicht liegt es an der Luftveränderung. Und nicht zu knapp Unterwäsche. Anders als bei Ferienreisen werden Sie auf Messen kaum Zeit für persönliche Pflichten haben, selbst wenn Sie Ihnen Spaß machen.

Shopping

Auf Reisen neue Kleidung zu kaufen, ist immer toll. Irgendwie gibt es in den Shops am anderen Ende der Welt tausend Schätze, die Sie zu Hause nie finden würden. Ich bin da im Zwiespalt: Theoretisch lehne ich es ab, tue es aber selbst andauernd und habe dabei Spaß ohne Ende.

Immer wieder kommt die Frage auf, ob man mit einem halbleeren Koffer reisen sollte, um vor Ort alles zu kaufen, was man braucht. Das ist tückisch, denn vielleicht kommen Sie genau zum gesetzlichen Feiertag in England an oder Sie sind zu de Gaulles Geburtstag in Frankreich oder in Irland, Spanien oder Mexiko ist ein besonderer Heiligentag und alle Läden haben zu.

Auf jeden Fall gehört die Ausbeute Ihrer Reisen in Ihre Garderobe. Doch Vorsicht vor Fehlkäufen. Bedenken Sie das Licht, denn das leuchtende Blau, das im schimmernden Licht des hellen Mittelmeers so wunderbar aussah, kann im weicheren Licht von Minneapolis oder Detroit zu hart wirken.

Im Ausland ist Shopping im Billigladen oder auf dem Flohmarkt am erfreulichsten. Dort können Sie ungestört stöbern, voller Freude regionale Besonderheiten entdecken und über den Preis verhandeln.

Versuchen Sie nicht, mit abgewetztem Leder und abgebrochenen Riemen einen auf Zigeunerin und erfahrene Reisende zu machen.

Packen

Jahre, in denen ich meine Kleidung achtlos und in Eile in den Koffer stopfte, lehrten mich die noble Kunst, einen meterhohen Haufen in ein Köfferchen zu bekommen. Die Technik erinnert mich an die Clowns im Zirkus, die sich in ein Zwergenauto quetschen.

Einige allgemeine Vorschläge zum Packen
Tragen Sie einen Beutel mit Ihrer Kulturtasche und den Accessoires, die Sie spontan haben wollen, bei sich. Kosmetik gehört in bruchsichere, dichte Behälter.

Die schwersten Gegenstände sollten Sie auf den Boden Ihres Koffers legen, damit nichts verrutscht.

Breiten Sie große Kleidungsstücke glatt aus, mit so wenig Falten wie möglich.

Packen Sie dicht, ohne freie Ecken.

Schuhe sind in einzelnen Plastik- oder Stofftaschen zwischen Ihren anderen Sachen gut aufgehoben oder Sie packen alle Schuhe zusammen in einen Koffer oder eine kleine Reisetasche. Es lohnt sich, jeden Schuh einzeln in Papier zu wickeln.

Befestigen Sie Adressschildchen an jedem Gepäckstück, auch Ihrem Beutel.

Koffersets: Ja oder Nein?

Eines der ersten materiellen Zeichen, dass man es in der Welt zu etwas bringt, ist ein zusammenpassendes Gepäckset, ein beliebt Geschenk für Absolventen, Bräute und sich selbst. Doch so schnell und viel, wie wir heute reisen, werden Gepäcksets imme weniger wichtig, da das Gepäck so viel aushalten muss.

Es ist weniger eine Frage des Geschmacks als einer persönlichen Vorliebe. Ich habe eine Freundin, die prachtvolle weiße Ledertaschen besitzt. Sie poliert sie und pflegt sie wie ihre Schuhe, weil sie den Luxus von gutem Leder mag und bereit ist, Zeit dafür zu investieren.

Für eine ganze Weile hatte ich ein Paar karierter Taschen im Blick. Mein Ehemann kaufte sie mir dann zum Geburtstag und ich habe sie beinahe sofort benutzt. Sie wurden so schlimm dur schlechte, unvermeidbare Handhabung beschädigt, dass ich nun ernüchtert bin.

Meine Lieblingsgepäckgeschichte passierte auf einer Mode-Tour. Ich wartete am Flughafen mit meinem Model Penny auf unsere Taschen. Als der Gepäckträger fragte, welche Taschen ihre seien, sagte sie: »Da drüben ... das Gepäckset – diese vier braunen Kartons.«

Obwohl mir persönlich das Verreisen mit Pappschachteln nicht liegen würde, glaube ich, dass sich ein großes Abendkleid mit vielen Röcken gut auf diese Art befördern ließe. Getrennt in einer stabilen Kleiderschachtel aus dem Kaufhaus verpackt, wird es nicht zerdrückt und wiegt so gut wie nichts.

Es gibt eine Art umgekehrten Snobismus mit schäbig aussehendem Gepäck, der mir wirklich manchmal zu weit geht. Versuchen Sie nicht, mit abgewetztem Leder und abgebrochenen Riemen einen auf Zigeunerin und erfahrene Reisende zu machen. Zum Thema Aufkleber: Ihr Snob-Appeal ist, seit man ganze Pakete mit Reiseaufklebern kaufen kann, vorbei. Außerdem geraten Sie vielleicht in Schwierigkeiten, wenn sich die Gepäckaufkleber auf Ihrem Gepäck sammeln. Wenn Sie in Chicago aus dem Flugzeug steigen, hat ein alter Aufkleber Ihre Taschen nach Detroit verfrachtet.

Was Sie zu Hause lassen können

1. *Große Hüte*, außer Sie sind auf dem Weg nach Ascot oder zu einem anderen Hut-Event. Sonst verschwenden Sie zu viel Zeit mit dem »Bemuttern« einer unhandlichen Hutschachtel.

2. *Regenschirme*, außer den Knirps. Nehmen Sie Ihren langen Regenschirm nur mit, wenn Sie einen Gehstock brauchen.

3. *Zerbrechliche Flaschen*: Verlassen Sie sich vor allem bei Kosmetik auf Tuben. Nehmen Sie den Rest in bruchsicheren Behältern mit. Parfümflaschen können mit Tesafilm zugeklebt und in zusätzlichen luftdichten Behältern mitgenommen werden. Seien Sie bei Parfüm im Flugzeug besonders vorsichtig. Wenn Parfüm auf Ihre Kleidung gerät, war's das.

4. *Sportausrüstung*, es sei denn, Sie sind als Amateur-Champion zu einem Wettkampf unterwegs. Wenn Sie keinen Sporturlaub machen, mieten Sie Ihr Equipment vor Ort.

5. *Voluminöse Bademäntel*: Reine Wolle nimmt ein Zehntel des Platzes ein und bietet all die erforderliche Wärme.

6. *Haushaltsgegenstände*: Einige Leute denken immer noch, dass sie Toilettenpapier, Seife etc. mit nach Europa nehmen müssen. Sie werden alles, was Sie brauchen, in den meisten Hotels finden oder durch einen bereitwilligen Laufburschen erwerben können.

7. *Schwere Bücher*: Wenn möglich, nehmen Sie Taschenbücher mit, die wiegen wenig und können weggeworfen werden.

8. *Sorgen*: Im Urlaub möchten Sie den Kopf frei haben, um alles um Sie herum aufnehmen zu können; auf Geschäftsreisen finde Sie sowieso neue.

Was Sie mitnehmen sollten

1. *Ihre Diät*: Genießen Sie, aber drehen Sie nicht durch und esse sich aus der Form. Es wird Ihnen schrecklich gehen, wenn Sie zurückkommen.

2. *Berechtigungsnachweise*, mit denen Sie Schecks einlösen können, sind besser als Ihre Geldscheinbündel, Bankbürgschaften und andere Referenzen. Ohne die können Sie ganz leicht strander

3. *Ihr Lieblingsparfüm* – egal, wie kompliziert, Sie brauchen es.

4. *Badaccessoires*: Nagelbürste, Waschlappen oder Schwamm, di täglichen Badeutensilien, die Sie in keinem Hotel finden werden Bewahren Sie sie in einem wasserfesten Beutel auf.

5. *Nähset* mit Schere und Nadeln in verschiedenen Größen und Garn für aufgeplatzte Nähte, einen herausrutschenden Saum oder ein kleines Loch in einer Strumpfhose.

6. *Pflaster* benutze ich zu Hause so gut wie nie, aber sobald ich wegfahre, habe ich überall kleine Schnitte und Risse.

7. *Faltbare Plastikbügel* sind ideal, um etwas trocknen zu lassen ohne zu reißen oder Rostflecken zu hinterlassen; notwendig außerhalb der Vereinigten Staaten, wo viele Hotels nicht genug Bügel haben.

8. *Tesafilm*: Ihn um die Hand gewickelt, kriegt man Fusseln buch stäblich in den Griff, fast besser als mit einer Bürste.

9. *Lieblingsaccessoires*: Das bedeutet nicht, dass Sie Ihr Schubfac ausleeren müssen. Aber nehmen Sie zusätzliche Handschuhe, Schals und Ihren Lieblingsschmuck wie Perlen oder Ohrringe mi Es ist unmöglich, sich zu entscheiden, welche Accessoires Sie mitnehmen, also geben Sie sich mehr Raum.

10. *Bettsocken*: Höhenluft, Klimawechsel, Müdigkeit und nichtexistente Heizungen sorgen für kalte Füße.

Alles in allem sollte das Reisen Sie bereichern und nicht belaster Aus einem sorgfältig gepackten Koffer lässt es sich gut leben.

10. KAPITEL

Ein schwacher Schrei in der Wildnis, oder: Verzeihen Sie, dass ich Feuer spucke

»An Hüten finde ich Kunstblumen ganz wunderbar, – je mehr, desto besser, vor allem Gänseblümchen und Veilchen.«

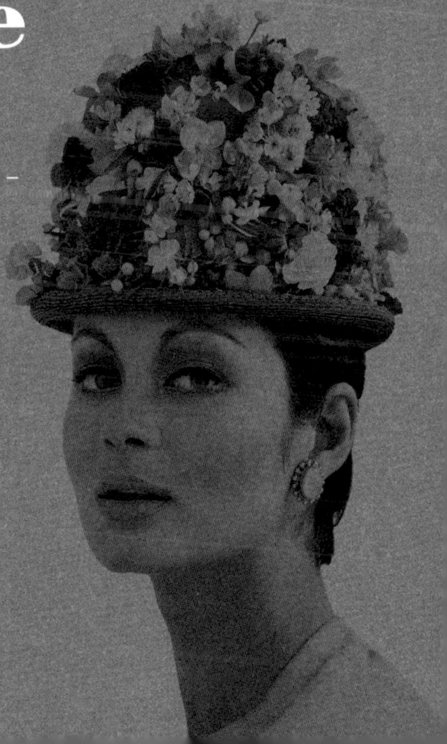

LIEBE EHEMÄNNER:

Frauen sind bestenfalls ein Widerspruch.

ALEXANDER POPE

Da dies mein erstes Buch ist, kann ich nicht widerstehen, mich lautstark über meine Lieblingsärgernisse auszulassen. Ein leiser Ruf in der Wüste der widersprechenden Meinungen, der nur meine eigene Ansicht widerspiegelt.

Einige dieser Marotten haben mit Mode zu tun; andere betreffen das Zuhause, Partys und einfach nur das Teilen dieser Welt mit anderen.

Es ist gut, sich diese Dinge von der Seele zu reden. Die schlichte Kontemplation reicht mir. Es geht mir schon besser. Entschuldigen Sie also bitte, wenn ich hier Gift und Galle spucke:

Dünne Plastikregenmäntel in Beuteln

Ich fühle mich in ihnen nicht wie ein Mensch, sondern wie ein Salatkopf in einer Gemüsetüte, der nur darauf wartet, in den Kühlschrank gesteckt zu werden. Es gibt keinen Grund, im Regen wie ein schlecht verpacktes Zellophan-Päckchen auszusehen. Wir legen schließlich keine Kilometer im Regenwetter zurück. Meistens tun wir nur ein paar schnelle Schritte von der Auffahrt zum Haus oder die Straße hoch in Richtung Bushaltestelle. Moderne Mantelstoffe sind so gemacht, dass sie Feuchtigkeit abweisen, wenn Sie überrascht werden. Andernfalls sollten Sie sich mit einem richtigen oder imprägnierten Regenmantel gegen das Unwetter wappnen.

Wo wir schon beim Thema sind: Diese Plastiküberzüge für Männerhüte regen mich auch auf. Männerhüte sind bereits selbst eine Bedeckung. Wozu brauchen die also so etwas?

Lockenwickler zur Arbeit oder zum Shopping tragen

Wo bleibt der Stolz, eine Frau zu sein, wenn Ihr Kopf von kleinen Hubbeln übersät ist, die durch ein großes Kopftuch nur noch betont werden?

Ich möchte nicht wie eine Straßenpredigerin klingen, aber ich finde es beinahe unehrlich, die Zeit des Arbeitgebers für

Wenn Sie Ihre Haare aufwickeln üssen und so gesehen werden, investieren Sie in eine gerüschte oder geblümte Morgenhaube, dem lamour und Ihrem Ehemann zuliebe.

persönliche Pflege zu verwenden. Wenn Sie eine halbe Stunde Pause von Ihren Pflichten nehmen müssen, um Ihre Nadeln zu lösen und die Locken auszubürsten, sind Sie nicht fertig zur Arbeit erschienen.

Und zum Thema Shopping lässt sich nur sagen, dass es unmöglich ist, ein neues Kleid vom Hals abwärts zu beurteilen, wenn Ihnen im Spiegel eine Außerirdische entgegenblickt.

Nichts mit den Haaren anfangen zu können, ist ein universelles Problem, aber es gibt andere Wege, damit umzugehen, als sich in ein menschliches Nadelkissen zu verwandeln. Lassen Sie Ihre Haare so schneiden, dass, wenn sich die Locken auflösen, das Haar auch glatt gut fällt. Und falls gar nichts mehr geht, hilft Ihnen eine Notfall-Frisur wie ein französischer Knoten oder ein Nackenknoten.

Probieren Sie schnelle Lösungen wie eins meiner Models. Sie hat kurze, relativ glatte Haare. Wenn die schlapp hängen und sie nur eine Stunde hat, um das Problem zu lösen, rollt sie sie auf dünne Wickler, die sie zuerst unter dem Wasserhahn angefeuchtet hat. Die feuchten Wickler im trockenen Haar erzeugen innerhalb sehr kurzer Zeit wunderbare Locken.

Das Schädlichste ist wohl die Auswirkung auf Ehemänner. Eine gut gekleidete Ehefrau zu sein, bedeutet auch Haarpflege. Die irgendwann schöne Frisur wird das Bild des Frisierens nicht auslöschen können. Ich möchte ja nicht sagen, dass Ehe ein Farbfilm ist, in dem Ehemann und -frau jederzeit wie aus dem Ei gepellt sind. Natürlich möchten Sie besonders vor einer großen Party oder einem speziellen Event Ihre Haare in letzter Minute aufwickeln. Aber das sollte die Ausnahme und nicht die Regel sein. Wenn Sie Ihre Haare aufwickeln müssen und so gesehen werden, investieren Sie in eine gerüschte oder geblümte Morgenhaube, dem Glamour und Ihrem Ehemann zuliebe.

Schmutzige weiße Handschuhe

Weiße Handschuhe sind nur in einem strahlenden Schneeweiß effektiv. Wenn Sie weiße Baumwollhandschuhe so gern mögen wie ich, waschen Sie sie nach jedem Tragen. Unterdrücken Sie den Impuls, ein getragenes Paar wegzuräumen, weil »sie gar nicht dreckig aussehen«. Das werden sie, sobald Sie sie wieder anhaben.

Farbige Perücken

Vielleicht werde ich für diesen Punkt einen Kopf kürzer gemacht, aber sie erinnern mich an Madame Tussauds Wachsfigurenkabinett.

Taschentücher waren schon immer eine führende weibliche Waffe, ein rundum akzeptiertes Klischee, um Aufmerksamkeit auf sich zu ziehen, indem man damit wedelt oder es zu Boden fallen lässt.

Mein Credo ist Natürlichkeit und pinke Schaumlocken oder hellblaue Wellen gehören nicht auf einen »natürlichen« Kopf. Ich denke, dass Kostümfrisuren auf Kostümbälle gehören.

Papiertaschentücher versus Stoff

Verstehen Sie mich nicht falsch – ich könnte ohne Papiertaschentücher gar nicht auskommen. Ich habe immer welche dabei, habe sie in meinem Arbeitsraum, in der Küche und im Bad. Sie passen sogar farblich zur Dekoration.

Mich bekümmert der Anblick einer wunderschön zurechtgemachten Frau, die in ihre elegante Abendtasche greift und ein Papiertaschentuch herausfischt. Stofftaschentücher wurden für die Benutzung in der Öffentlichkeit entworfen und sind – am besten mit Parfüm besprüht - ein kleines, aber wahrhaft weibliches Accessoire. Und damit kreieren Sie eine Aura der Lieblichkeit. Taschentücher waren schon immer eine führende weibliche Waffe, ein rundum akzeptiertes Klischee, um Aufmerksamkeit auf sich zu ziehen, indem man damit wedelt oder es zu Boden fallen lässt. Lassen Sie sie nicht zu Hause. Nehmen Sie mindestens zwei mit, die Sie auch BENUTZEN.

Papiertaschentücher sind ideal für die Damentoilette oder für andere persönliche Zwecke wie das schnellen Polieren der Schuhe.

Papiertaschentücher und Stofftaschentücher haben getrennte Funktionen. Papier für Nützlichkeit; Stoff für Koketterie.

Lippenstiftschmiere auf Geschirr

Vielleicht bringt mich das zurück in die Gunst der Papiertaschentuch-Fraktion, denn ich halte es für den Höhepunkt schlechter Manieren, ein Essen mit einer dicken Schicht Lippenstift zu beginnen. Gläser, Besteck, Leinenservietten sind, während die Mahlzeit noch in vollem Gang ist, grellrot beschmiert, was nicht nur unangenehm zu säubern ist, sondern schrecklich aussieht. Wenn Sie dicken Lippenstift tragen, tupfen Sie ihn vor dem Essen mit einem Papiertaschentuch ab.

Hervorblitzende Unterwäscheträger

Außer Sie sind Zigeunerin Rose Lee und wollen beweisen, dass Sie mehrere Schichten Kleidung tragen, vermeiden Sie diesen Fehler, indem Sie die Träger in die Schultern Ihres Kleids nähen, das Ihnen diese Probleme bereitet. Ein rutschender Träger kann diese eine schiefe Note in einer ansonsten perfekten Modekomposition sein.

Erstickendes Parfüm

Ihr Aroma soll für Ihre Umgebung wie ein Morgenhauch sein und nicht wie ein Schlag auf den Kopf. Duft ist Zartheit, kein Vorschlaghammer. Frauen, die glauben, dass ihr Parfüm den Männern den Atem raubt, haben schon recht: Sie ersticken daran. Sobald er frische Luft findet, wird er fliehen.

Es ist feinfühliger, etwas Parfüm auf einen Wattebausch für die Innenseite Ihres Mieders zu geben oder eine kleine Menge an Ihrer Schulter entlang zu sprühen, etwas auf beide Seiten Ihres Halses oder ins Haar zu spritzen. Wenn Sie Duftbeutel mit dem gleichen Geruch bei Ihrer Unterwäsche, Ihren Tüchern und Taschentüchern aufbewahren, werden Sie mit einem Hauch des Aromas, das Sie sind, durchdrungen. Winterpelze nehmen ein leichtes Einsprühen dankend an, ein- oder zweimal in der Saison – wenn Sie es aber übertreiben, könnte der Pelz darunter leiden.

Übertriebene Frisuren

Genau wie die Interpretation von *Alle meine Entchen* eines Symphonieorchesters sind sie bewundernswert, weil sie schwierig sind, aber es ist meistens besser, sie gar nicht erst zu machen. Ausnahmen sind hier die Regel, wie die Frau, die jeden Tag zum Frisör geht, weil sie ständig auf dem Präsentierteller sitzt und deswegen stets picobello auszusehen hat.

Dickmacher auf der Dinner-Party

Heutzutage ist es wichtig, schlank zu sein: für die Eitelkeit und die Gesundheit. Eine Gastgeberin sollte in Betracht ziehen, dass ihre Gäste möglicherweise leichte Speisen bevorzugen. Ich schlage hiermit keineswegs vor, dass Kresse an Crackern ein gutes Menü für eine Dinner-Party ist. Wenn ich aber vom Tisch aufstehe und mein Kleid so eng geworden ist, dass ich mich für den Rest des Abends unwohl fühle, mache ich mir Sorgen.

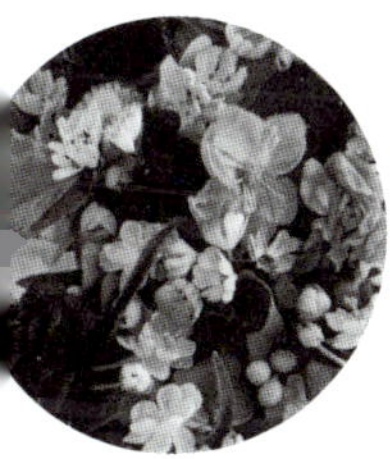

Lange, spitze Krallen als Fingernägel

Ich glaube, dass kurze, wohlgeformte und gut manikürte Fingernägel zur Mode von heute passen. Nagellack sollte zum Lippenstift passen.

Da wir schon über Fingernägel sprechen, muss ich auch gleich Füße erwähnen. Frauen ziehen ihre Schuhe im Handumdrehen aus – und ich weiß, dass ich die Schlimmste bin. Was das zweifelhaft werden lässt, sind unpedikürte Zehen. Selbst durch Strümpf hindurch geben ungepflegte Zehennägel ein absolut unschönes Bild ab.

Falsche Blumen an Kleidung

Ich kann nicht wirklich erklären, warum, aber sie wurmen mich. Nachgemachte Rosen, Veilchen oder Gänseblümchen deprimieren mich eher, als dass sie mich erheitern, als ob ich mir die echten nicht leisten könnte. Imitierter Realismus macht mich traurig. Stark stilisierte Blumen im Stoffmuster, in Spitze oder Organdy, die nicht vortäuschen, echt zu sein, bereichern die Kleidung ungemein. Beim alten Klischee vom vereinzelten Vergissmeinnicht-Sträußchen, das zu Ostern angesteckt wird, drehe ich durch.

An Hüten finde ich Kunstblumen ganz wunderbar – je mehr, desto besser, vor allem Gänseblümchen und Veilchen.

Tagsüber zu viel Make-up

Ihr gesamtes Erscheinungsbild wird davon hart und die wunderschönen Kleider, die Sie tragen, gehen unter. Das Sonnenlicht betont jede Falte, jede List, besonders am Strand, wo Sie mit Make-up am vorsichtigsten sein sollten. Von der Cocktailstunde an ist übertriebenes Make-up super, besonders falsche Wimpern, die offenkundig falsch sind und somit Spaß machen. Sie tun gar nicht erst so, als wären sie echt, versuchen nicht so zu tun, als wären Ihre Wimpern über Nacht einen Zentimeter gewachsen. In künstlichem Licht kann dramatisches Make-up am effektivsten getragen werden; tagsüber ist Vorsicht geboten. Sonnenschein und Tageslicht gehen grausam mit bröckeligen Masken um.

Abscheuliche Hände

Einst schrieben die Dichter über die Hände ihrer Herzensdame. Heute hätten Sie Probleme, auch nur ein solches Exemplar zu finden. Nägel habe ich ja bereits erwähnt; und nun richtet sich mein Ärger, der so leicht mit etwas Creme oder mit Handschuhen gegen die Blessuren aus dem Haushalt zu vermeiden wäre, auf Hände. Mode beginnt mit einem gut gepflegten Körper und Hände sind Teil des Körpers.

Eine Sonnenbrille drinnen sieht einfach nur wie die Satire einer Hollywood-Glamour-Queen aus: unterstes Niveau.

Strumpflose Beine in der Stadt

Sind die Beine so weiß wie der Bauch eines Wals, ist der ganze Look im Eimer. Selbst gebräunte Beine haben trotzdem noch weiße oder fleckige Bereiche um die Knöchel und die Rückseiten der Waden.

Wenn Ihre Beine zu braun für Strumpfhosen sind, nehmen Sie ein wenig Make-up, um die Farbe anzupassen und matt abzurunden. Um den schuppigen Look zu vermeiden, der bei einer sehr starken Bräunung entsteht, reiben Sie eine dünne Schicht Öl auf Ihre Beine und dann mattieren Sie sie mit dem leichtesten Hauch Make-up, ungefähr so viel wie Sie für die Grundierung Ihres Gesichts verwenden.

Extreme Klimatisierung

Manche suchen nach einem lächelnden Wahrsager und auch ich bin auf der Suche nach einem glücklichen Medium. Es wirft ein schlechtes Bild auf unser Maschinenzeitalter, dass man im Sommer von der Klimaanlage Frostbeulen bekommt und im Winter bei lebendigem Leib gegrillt wird.

Bettelarmbänder im Theater

Ich liebe Bettelarmbänder – aber was mich wirklich aufbringt, ist, wenn ich einen Film oder ein Theaterstück anschaue, das vom Gerassel der Armbewegungen einer Zuschauerin akzentuiert wird. In den Stummfilmen gab es Schilder, die darum baten, dass »die Ladys bitte ihre Hüte abnehmen«. Ich bin für die Anmerkung in den Theatern von heute, dass die »Ladys nun bitte ihre Klimperarmbänder ausziehen mögen«.

Latzhosen als reguläre Kleidung der Ehefrau

Außer zum Campen in der Strandhütte haben Latzhosen nichts an einer gut gekleideten Ehefrau zu suchen. Hosen müssen perfekt gestylt sein, um der weiblichen Figur zu schmeicheln. Preis und Definition von Latzhosen bringt exquisite Schneiderkunst einfach nicht mit sich. Überlassen Sie sie den jungen Hüpfern.

Sonnenbrille drinnen

Wenn nicht der Arzt sie Ihnen verschrieben hat, sieht eine Sonnenbrille drinnen einfach nur wie die Satire einer Hollywood-Glamour-Queen aus: unterstes Niveau.

11. KAPITEL

Einige sehr persönliche Antworten auf sehr persönliche Fragen

»Autofahren ist ein wichtiges Thema für die gut gekleidete Ehefrau … Sie können Ihren Automantel und andere Dinge durchaus auf Ihr Gefährt abstimmen.«

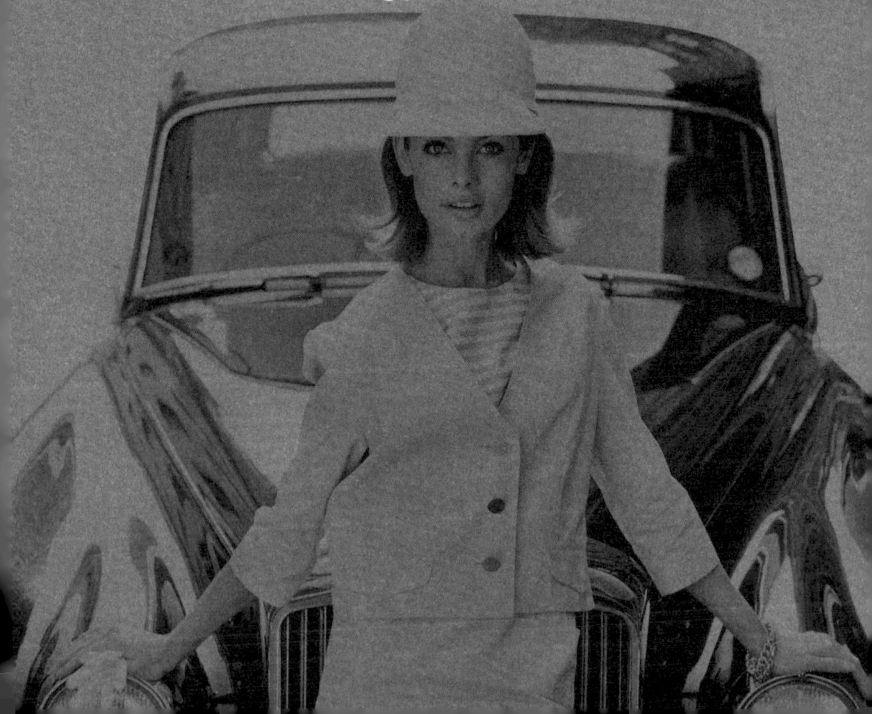

LIEBE EHEMÄNNER: Stellen Sie keine Fragen, wenn Sie nicht die Zeit haben, der Antwort zu lauschen.

Zum Thema Mode hat jede Frau ein oder zwei Fragen. Das kann bei der Frage anfangen, wie man mit Notfallsituationen umgehen kann, bis hin zu konkreten Problemen mit Kleidung oder in Familienfragen.

In den letzten zehn Jahren habe ich Tausende von Frauen auf Foren, Lunches, Wohltätigkeitsveranstaltungen und bei Auftritten in Kaufhäusern getroffen. Die erste Frage dreht sich normalerweise um meinen Taillenumfang. Danach kommen verschiedene Fragen. Hier sind einige der am häufigsten gestellten Fragen mit meinen persönlichen Antworten.

Was soll ich beim Hausputz tragen?
Zum einen etwas, für das Sie sich nicht schämen, falls Ihr Ehemann oder spontaner Besuch Sie darin erwischt. Sie sollten auch Ihre Wirkung auf die Kinder nicht unterschätzen. Sie wären überrascht zu wissen, wie stark sie auf Ihre Erscheinung reagieren. Ein Kinderpsychologe fragte einmal ein kleines Mädchen, was sie von ihrer Mutter dachte. »Ein Staubwedel«, sagte sie. Wie sich herausstellte, trug die Mutter tagsüber immer ein Kopftuch über dem Haar, ein Hauskleid und einen Staubwedel in der Hand oder in der Nähe. Wie Sie zu Hause aussehen, beeinflusst nicht nur, wie Sie sich fühlen, sondern auch die Stimmung in Ihrem Haushalt.

Zweitens sollten Sie etwas tragen, das Ihnen absolute Bewegungsfreiheit gibt. Aber gleichzeitig sollten Sie Hüfthalter und BH nicht vergessen, die Ihrem aktiven Körper den notwendigen Halt geben.

Ich könnte alle möglichen verschiedenen Arten der Haushaltskleidung empfehlen. Zum einen sollte sie schützend und attraktiv sein. Ein Overall in waschbarem Stoff ist toll, aber ich denke nicht, dass ich so verrückt nach Hosen bin. Ich mag Röcke, die viel Raum fürs Knie lassen, ohne zu voll zu sein. Voluminöse Röcke kommen einem in die Quere und verursachen vielleicht Unfälle.

Bedecken Sie Ihren Körper als Schutz vor Unfällen und

Putzmitteln, besonders Ihre Beine. Sie stolzieren vielleicht gern in Shorts durchs Haus, aber damit fordern Sie das Schicksal heraus. Zu Ihrem Körper gehört auch Ihr Gesicht, eine Schicht Grundierung und Lippenstift sind also wichtig, um Ihre Haut feucht und Ihre Lippen weich zu halten und um Staubpartikel aufzufangen, die durch die Luft fliegen. Ziehen Sie für schwere Arbeiten Arbeitshandschuhe an.

Tragen Sie bequeme Schuhe; die müssen allerdings nicht schwer sein. Zu Hause arbeite ich in Ballett-Slippern. Wenn ich Oxfords tragen würde, würden mir die Füße nach zehn Minuten abfallen. Welche Schuhe Sie auch tragen, achten Sie darauf, dass Sie blitzblank und ordentlich sind. Tragen Sie keine zerschundenen Slipper oder abgetretenes Schuhwerk. Sie sind schlecht für Ihre Füße und deprimieren Sie nur.

Kopftücher sind wunderbar, wenn sie mit Eleganz getragen werden. Mit einer ganzen Sammlung von Haushaltstüchern fürs Haar, die zu Ihrer Kleidung passen, sind Sie gut beraten. Versuchen Sie ein helles Baumwollwickelkleid mit einem reizenden Kopftuch, so erfrischend wie Brigitte Bardot vor Kurzem in einem Film, in dem sie ein dreieckiges, unter ihrem Kinn gebundenes Kopftuch zu einem Hochzeitskleid trug.

Für alle schwierigen Haushaltspflichten tragen Sie Latzhosen mit einem ordentlichen Baumwollhemd und vielleicht einem roten Kopftuch. Ich mag Latzhosen nicht als alltägliches Kleidungsstück, aber sie sind das Beste für unordentliche Jobs, also tragen Sie sie mit Autorität.

Als Ehefrau sollten Sie nicht wie ein Rohrleger oder Mechaniker aussehen, sondern einfach wie eine Ehefrau.

Wenn mein Ehemann mich fragt, was ich geschenkt haben möcht soll ich ihm sagen, dass er mich überraschen soll – oder sollte ich um etwas Günstiges bitten in der Hoffnung, dass er mehr ausgibt
Welche Ehefrau hat nicht schon scherzhaft und mit einem Funke Hoffnung gesagt: »Gut, ich nehme einen Nerzmantel!«

Das Beschenken zwischen Ehemännern und Ehefrauen ist eine sehr intime Angelegenheit. Ich liebe Überraschungen und ic habe festgestellt, dass ein altmodischer Hinweis hier und da Wurzeln schlagen und zur Blüte führen wird. Mein Ehemann ha einen wirklich tollen Geschmack und erinnert sich entweder wie durch Magie an die Dinge, die ich bewundert habe, oder er fragt meine engen Freundinnen um Rat.

Überraschungen können nach hinten losgehen, aber normale weise gibt ein Mann mehr für sie aus als für die konkreten Dinge die Sie vielleicht haben wollen.

Der Brustkorb ist ein vernachlässigter Teil der weiblichen Anatomie.

Geschenke zum Jahrestag sind etwas Besonderes und ich denke, es macht mehr Spaß, die Geschenke, die Sie sich machen wollen, miteinander zu besprechen. So wie reisen macht das Planen so viel Spaß, wie etwas Neues zu bekommen. Zum Beispiel zum fünften Jahrestag könnten Sie besprechen, etwas aus Holz zu schenken, das könnte alles sein von einem Häuschen am See bis zu einer Bambuskette. Manche sagen, dass der Gedanke zählt. Für mich ist es das gemeinsame Planen.

Aufzuschreiben, was Sie sich wünschen, ist eine gute Idee, falls Sie das hinbekommen. Wenn ich in der Badewanne liege oder kurz vorm Einschlafen kommen mir stets die besten Gedanken. Doch ich gehe jedes Mal davon aus, dass die Idee so brillant war, dass ich mich auch ohne Notiz später noch daran erinnern werde.

Ich werde wohl nie wie ein Model aussehen, aber wie finde ich heraus, wann ich die bestmögliche Figur habe?
Die meisten Ehemänner bevorzugen keine Models, weil sie zu ausgemergelt aussehen. In Wahrheit sind die meisten Models nicht abgemagert, sondern haben einfach ein schmales Knochengerüst, das man mit Diäten nie erreicht. Da man auf Fotos meistens dicker aussieht, sind schmalere Figuren umso besser.

Als Ehefrau müssen Sie sich um die Kamera keine Sorgen machen. Proportion – oder eine Illusion von proportionaler Ausgewogenheit – macht eine wohlgeformte Figur aus. Lernen Sie durch Ausprobieren, welche Linien und in welcher Richtung Sie die Illusion der perfekten Proportion kreieren. Einige beachtenswerte Punkte wären:

Wenn Sie einen kurzen Hals haben, empfehlen sich offene Krägen und V-Ausschnitte zur Verlängerung. Haben Sie einen langen Hals, verzichten Sie auf tief ausgeschnittene Oberteile.

Egal, ob Sie schwere oder dünne Arme haben, achten Sie auf eng anliegende Ärmel. Lockere Ärmel betonen die Arme.

Wenn Sie sehr dünn sind, glauben Sie nicht, dass ein lockerer Gürtel Sie voller aussehen lässt. Es wirkt eher, als ob Sie in einem Kartoffelsack stecken.

Glockenröcke sind ideal für sehr dünne und sehr schwere Figuren, solange eine gut definierte Taille da ist. Wenn die Rippen gerade in die Hüften übergehen, sind Tellerröcke nichts für Sie. Da ich schon die »Königin der Tellerröcke« genannt wurde, sollte ich wohl die Letzte sein, die sagt, dass sie schwer zu tragen sind. Dennoch: Denken Sie nicht, dass Sie sich unter einem Rock verstecken können. Er kann anmutig und feminin sein, wenn Sie laufen, kann Sie aber auch gleichzeitig überwältigen, falls er an der Taille nicht eng genug sitzt.

Der Brustkorb ist ein vernachlässigter Teil der weiblichen Anatomie. Sie können kaum etwas daran ändern, außer zu verstehen, wie seine Form bestimmt, was Sie tragen. Die meisten Frauen verstehen die Hüfte, Taille und Brustumfang, aber der Brustkorb kann alles zerstören. Wenn er zu klein ist und Sie einen großen Busen haben, gibt es das Problem, beides unterzubringen. Wenn er, wie es üblicher ist, zu groß ist, müssen Sie damit klarkommen, die Erscheinung zu minimieren. Taillenschnitte, die vorn höher sind als hinten, helfen, diese Illusion zu kreieren.

Abgesehen von der aktuellen Mode sollte die Länge des Rocks von der Länge Ihres Beins von der Hüfte zum Knie und vom Knie zum Knöchel abhängen und davon, ob Ihre Wade höher oder tiefer ansetzt. Egal, wie kurz oder lang die aktuellen Designs sind, lassen Sie immer zwei Zentimeter Spielraum, um die richtige Länge für Ihr Bein zu finden. Vor einem Spiegel können Sie die beste Länge für Ihr Bein finden. Die Höhe Ihrer Absätze verändert schließlich nicht, an welcher Stelle Ihres Beins der Saum endet.

Wenn Sie in der Vergangenheit eklatante Stilfehler gemacht haben, die Ihre Figur verhunzten und Ihre kleinen Makel betonten, analysieren Sie Ihre Kleidung und finden Sie heraus, warum. Eine bestimmt Hüftlinie? Eine Art des Kragens? Eine Raffung? Diese persönlichen Fallgruben können Sie in der Zukunft vermeiden.

Von welchem Alter an sollte ich meine Kinder für Mode interessieren?

Ich glaube, man ist nie zu jung, Farbverständnis, Heiterkeit und persönlichen Stolz auf hübsches Aussehen zu entwickeln. Das Haarbändchen im kleinsten Löckchen eines kleinen Mädchens könnte der Anfang sein. Die Oberflächen und Farben von Babydecken sind die ersten Empfindungen von Kleidung und Sicherheit, die ein Baby bekommt, und können auch durch andere Stadien begleiten.

Ich bin keine Kinderpsychologin, aber als Mutter weiß ich, dass Kinder im Kleinkindalter ihre Kleider lieber ausziehen, als welche auszusuchen. Aber mit einem Pullover in Weiß und Rosa zu einem rosa Kleidchen oder einem blau-weiß gestreiften Shirt mit blauem Spielanzug aus Cord bewegen Sie die Kinder vielleicht dazu, angezogen bleiben zu wollen.

Während ich das schreibe, habe ich nur einen eineinhalb Jahre alten Jungen, der ein sehr entschiedenes Verständnis von Mode hat, solange alles leuchtend rot ist!

Ich habe Freunde, deren Kinder etwas älter sind. Ich konnte

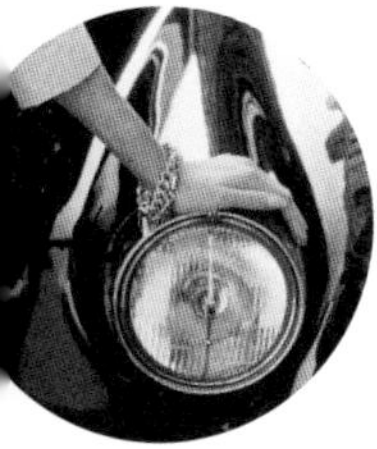

etwas Wunderbares beobachten, das, so wie ich es gesehen habe, ein soziales Empfinden und Modeverständnis im Nachwuchs erzeugt. Wenn sie eine Dinner-Party geben, bekommen der Junge, der acht ist, und seine Schwester, fünf, ihr Abendessen früh, so wie sonst auch, und dann werden sie gebadet und in ihre Partykleidung gesteckt.

Wenn die Gäste nun um 18.30 Uhr oder 19.30 Uhr ankommen, helfen die Kinder bei der Begrüßung und fühlen sich sehr festlich, weil sie dementsprechend angezogen sind. Kurz bevor das Abendessen dann serviert wird, sagen die Kinder gute Nacht und gehen in ihre Zimmer. Vielleicht waren sie insgesamt nur für eine halbe Stunde herausgeputzt, aber diese Erfahrung schärft ihr soziales Bewusstsein und fördert eine Wertschätzung der Kleidung und den Spaß, sich zu besonderen Gelegenheiten besonders anzuziehen.

Wenn sie dann in der Schule sind, werden die Mädchen wahrscheinlich von sich aus zu Ihnen kommen und sich Moderatschläge holen. Jungs werden Kleidung ohne Zweifel als »verweichlicht« abtun und sich nur unter Protest die Haare schneiden und die Löcher in ihren zerschundenen Spielkleidern stopfen lassen. Mode gewinnt im Leben des Jungen wieder an Bedeutung, wenn er anfängt, sich für Mädchen zu interessieren.

Da Trends eine große Rolle in den modischen Angewohnheiten von Kindern und Teenagern spielen, werden sie hauptsächlich darauf achten, dass ihnen steht und passt, was sie tragen (sofern der Trend es erlaubt).

Ich trage eine Brille. Haben Sie einen besonderen Rat für mich?
Nun, ich trage auch eine Brille zum Lesen und ich empfinde sie eher als Teil meiner Persönlichkeit und nicht als modisches Accessoire. Ich finde nicht, dass Ihre Brille zu Ihrer Kleidung passen muss, weil das nur die Aufmerksamkeit auf sie richtet. Warmer, natürlicher Schildkrötenpanzer und schwere Goldrahmen stehen den meisten Leuten. Zur Abwechslung mag ich große Bambusrahmen für Sportkleidung oder Gestelle mit Leopardendruck, weil die Farben zu meinen braunen Augen und dunklen Brauen passen. Normalerweise trage ich ein schwarzes, einfaches Gestell, das mir einfach steht, egal, was ich anhabe.

Für mich sind mit Edelsteinchen besetzte Gestelle ebenso eine Modesünde wie mit Edelsteinchen überladene Pullover – nur noch schlimmer, weil Brillen häufiger getragen werden. Vorsicht bei der Auswahl farbiger Gestelle. Weiß ist wunderbar für Sonnenbrillen, wenn Sie braun sind, sollte aber ansonsten vermieden werden, weil weiße Gestelle die schlechte Angewohnheit haben,

Farbe aus Ihrem Gesicht zu ziehen. Rote Gestelle bergen die entgegengesetzte Gefahr, da sie aufgrund der leuchtenden Farbe von Ihrem Gesicht ablenken.

Ich denke, es gibt zu viel Schreckgespenster zum Thema Brille, zu viel »Ich trage eine Brille, also kann ich dies und das nicht anziehen«. Wenn Sie mich fragen, können Sie alles, was Sie ohne Brille tragen können, auch mit Brille tragen. Das gilt auch besonders für Frisuren und Hüte, die den meisten Sorgen bereiten. Wenn Sie Schleier mögen, tragen Sie ruhig welche. Sie können toll zu einer Brille aussehen. Wenn Sie Pony tragen oder weitkrempige Hüte oder Blumen im Haar tragen wollen, opfern Sie einem Gestell nicht auch nur einen Deut Ihrer Modepersönlichkeit.

Ich habe rote Haare und mir wurde gesagt, ich sollte kein Pink oder Orange tragen. Stimmt das?
Nein! Rot ist die spannendste Haarfarbe!

Obwohl ich allgemein sehr dogmatisch bin, was natürliche Farben betrifft, scheint Rot die einzige Farbe zu sein, die man am leichtesten anpassen kann, weil das meiste braune Haar schon eine Menge Rottöne enthält. Von allen Haarfärbungen ist Henna am wenigsten harsch und intensiviert meistens bereits existierende Töne.

Als Rothaarige können Sie jede Farbe auf dem Spektrum tragen. Vergessen Sie all die Theorien über Rot und Orange. Das sind die dramatischsten Farben für Sie, seien Sie einfach nur vorsichtig mit den tonalen Eigenschaften. Vermeiden Sie violette Rottöne oder Fuchsia, weil die meisten roten Haare eher eine goldene Tönung haben als eine blaue. Wählen Sie Ihre Farben in hellem Tageslicht aus, damit Sie sich Ihrer Wahl sicher sein können. Pink mit einem leicht gelblichen Einschlag passt wunderbar. Auf Orange, das ja überhaupt kein Blau in sich hat, ist immer Verlass. Helles Rosa und Rost sind sehr aufregend.

Abends können Sie mit leuchtendem Pink überraschende Effekte ausprobieren und mit Ihren roten Haaren einen exotischen Gauguin-Look kreieren.

Wie komme ich bei einem überquellenden Kleiderschrank über das Gefühl von »Ich habe nichts anzuziehen« hinweg?
Dieses Problem betrifft die reichsten und die ärmsten Frauen in der Welt gleichermaßen, und ich befinde mich irgendwo dazwischen. Tatsächlich hat dieses Problem nichts mit der Art oder Quantität der Kleidung zu tun. Das Gefühl, gestrandet zu sein,

»Fünf Minuten horizontal« ist die beste Aufmunterung, um die Energie wieder in den Fluss zu bringen und Entscheidungen zu vereinfachen.

kann drei verschiedene Gründe haben – oder eine Kombination aus allen. Vielleicht herrscht in Ihren Emotionen oder Energien gerade Ebbe. Ihrem Schrank fehlt die Koordination, sodass es wenige komplette Outfits gibt. Oder vielleicht haben Sie alles, was Sie brauchen, aber Ihre Schubladen und Schränke sind so chaotisch, dass Sie einfach nichts finden können.

Aus eigener Erfahrung kann ich sagen, dass Energieflauten der häufigste Grund für mein eigenes plötzliches Gefühl von Verzweiflung und Frustration sind, wenn ich die Tür meines Kleiderschranks öffne. Dann denke ich erst einmal nicht mehr an Kleidung und lege ein paar Minuten lang die Füße hoch. »Fünf Minuten horizontal« ist die beste Aufmunterung, um die Energie wieder in den Fluss zu bringen und Entscheidungen zu vereinfachen.

Fehlende Koordination, bei der die Schuhe oder der Mantel nicht zum Kleid passen, ist total deprimierend und frustrierend. Natürlich beginnt die Abstimmung mit dem Planen Ihres Schrankes und sollte ein fortlaufender Prozess sein und kein Zusammenschustern im letzten Moment.

Die Zeit, die Sie brauchen, Schrank und Schubladen zu systematisieren, wird durch das Wissen, dass Sie ganz sicher etwas zum Anziehen finden werden, mehr als wettgemacht.

Sollte das Familienauto zu meiner Kleidung passen?

In meiner Fantasie sehe ich mich zu jedem Outfit in einem anderen Auto, allerdings finde ich in meinen Tagträumen nie einen Parkplatz für all diese Autos!

Zurück in der schonungslosen Realität, finde ich es wichtiger, dass Ihr Auto zu Ihrem natürlichen Habitat passt. Es sollte in der Auffahrt vorm Hintergrund des Hauses gut aussehen, zu den Farben und Formen Ihrer gesamten geografischen Umgebung passen, ganz besonders zu denen in Ihrer Straße und Nachbarschaft.

Wirklich extreme oder unkonventionelle Autofarben sind riskant, weil Sie davon entweder genervt oder gelangweilt sein könnten, bevor die Zeit für ein neues Modell reif ist.

Autofahren ist besonders hinsichtlich der steigenden Tendenz zum Zweitwagen ein wichtiges Thema für die gut gekleidete Ehefrau. Wenn Sie das Glück haben, den kleineren »Zweitwagen« zur eigenen Verfügung zu haben, bleibe ich dabei, dass die Farben des Autos in Harmonie zum Horizont sein sollen; und doch sollten Sie Ihren Automantel und andere Dinge in Ihrer Chauffeur-Garderobe schon auf Ihr Gefährt abstimmen.

Mode ist eine Fähigkeit wie Schauspiel und Malen. Sie müssen die Grundlagen beherrschen, bevor Sie mit der Interpretation experimentieren können.

In welchem Alter kann eine Frau modisch kühn sein?
Da so viel Betonung auf der Jugend liegt, bin ich froh, dass an diesem Punkt Reife entscheidet.

Ein genaues Alter lässt sich nicht festlegen, aber um in der Mode kühn sein zu können, brauchen Sie eine Haltung und Gewandtheit, die durch Erfahrung kommt.

Sie müssen alt genug sein, um die Grundlagen des Sich-Kleidens zu verstehen, die Konturen Ihres Körpers in Bezug auf Farbe und Linie zu kennen und zu wissen, welches Image Ihr Temperament und Ihre Lebensweise kreiert haben. Mode ist eine Fähigkeit wie Schauspiel und Malen. Sie müssen die Grundlagen beherrschen, bevor Sie mit der Interpretation experimentieren können.

Was ziehen Sie an, wenn Sie schlecht gelaunt sind?
Statt mich mit Händen und Füßen dagegen zu wehren, lasse ich mich für einen Moment gehen und vertreibe dann die dunkle Wolke der Depression.

Häufig ist das Wetter schuld. An einem tristen Tag finde ich Trost in weißer, beruhigender Kleidung. Ich habe Freundinnen, di auf Farbe schwören, und wenn Rot Ihre Laune verbessert, dann ist das für Sie die beste Medizin.

Rot ist zwar eine meiner Lieblingsfarben, aber wenn ich müd bin, ist sie mir zu viel. Sie müssen also nicht auf Teufel komm raus alles um sich erhellen. Vielleicht würde das nur noch mehr an Ihren ohnehin schon gestressten Nerven zerren, statt zu helfen.

Wenn Sie ausgehen, werden Sie sich mit einem engen Gürtel und gut sitzender Unterwäsche wach fühlen. Auch Umziehen kann aufputschend sein. Lassen Sie Ihre Figur nicht sacken. Das wird sich auf Ihr emotionales Empfinden niederschlagen.

Wenn Sie zu Hause bleiben, ziehen Sie sich etwas Gemütliches aber Glamouröses an. Ein schluffiger, alter Bademantel zieht Sie nur noch mehr herunter.

Lassen Sie sich von Lieblingsaccessoires oder Frivolitäten wie einer weichen Felltasche oder einem Lieblingsschal oder falsche Wimpern aufmuntern.

Wenn Sie WIRKLICH ausgebrannt sind und Sie auf keinen Fall ausgehen und unter Leuten sein wollen, gibt es nur ein Mittel: Bleiben Sie zu Hause!

Was ist bei der Abendgarderobe wichtiger – Komfort oder Sitz?
Diese Frage ist mir wichtig. Ich finde, dass Kleidung jederzeit perfekt sitzen sollte und Cocktailkleidung sollte sich eher

einschränkend als bequem anfühlen. Wenn Sie ein Cocktailkleid tragen, sollten Sie sich nicht wie im Nachthemd fühlen.

Ein gepflegter Ärmel hat eng anzuliegen. Ein schönes Mieder braucht Definition. Gut gemachte Mode, korrekt angepasst, verbessert Ihre Haltung, verändert Ihren Gang, hebt Ihren Kopf und sorgt dafür, dass sich die Art des Kleides und des Anlasses in Ihrem Verhalten widerspiegeln.

Auf Cocktailpartys trage ich häufig ein Kleid, das ich nicht einmal im Traum im Theater anziehen würde, wo ich ja mehrere Stunden sitzen muss – während man auf einer Cocktailparty einige Stunden steht. Für Cocktails mag ich ein Kleid, das mich »aufrecht hält«, eine Silhouette, die gut aussieht, wenn ich stehe oder mich unter die Leute mische.

Eine Freundin von mir hat ein Lieblingscocktailkleid, von dem sie sagt, dass sie es niemals zu einer Dinner-Party anziehen könnte, weil sie darin nur stehen oder liegen kann!

Eleganz und edles Verhalten gehen mit Einschränkung Hand in Hand. Sie sollen nicht leiden; aber Sie sollen »gewahr« sein. Cocktailkleidung ist nicht für Akrobatik vorgesehen. Sie brauchen keine komplette Bewegungsfreiheit oder Platz, um Ihre Arme höher zu heben, als um Ihre Haare zu bürsten und zum Tanzen nötig ist. Wenn die Party nicht auf einer Jacht stattfindet, werden Sie nur sehr selten eine Schiffsleiter hochklettern müssen.

Wie schaffen Sie es, schlank zu bleiben?
Ich bin eine sehr aktive Person mit schmalen Knochen und so ist es mir immer ziemlich leichtgefallen, mein Gewicht gering zu halten. Aber fit zu bleiben, steht auf einem anderen Blatt. Ich glaube daran, zu allem ein Mieder zu tragen – selbst bei leichten Hosen-Designs wie Shorts oder weiten Hosen.

Ich bin mit einer sehr schmalen Taille gesegnet und bin mir sicher, dass ich sie den breiten, engen Gürteln zu verdanken habe, die ich immer getragen habe. Diese Theorie passt zu der japanischen Tradition, die Füße abzubinden, um sie klein zu halten. Als der lockere, gürtelfreie Look aufkam, bin ich damit faul geworden und verzichtete darauf. Und in null Komma nichts ging es von 18 auf 19,5 Inches. Zu diesem Zeitpunkt versuche ich gerade, wieder zu meinen normalen Maßen zurückzufinden.

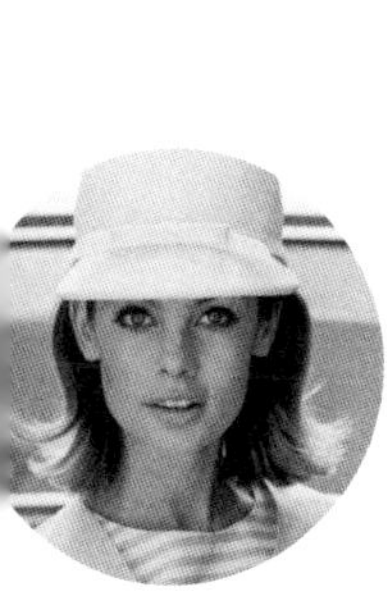

Unterwäsche ist ein essenzieller Teil der Mode. Keine Figur der Welt ist glatt genug für ein hautenges Etuikleid oder fest genug für anschmiegsamen Stoff. Verlassen Sie sich für die schönste Version Ihrer Figur auf Unterkleidung oder einen engen Gürtel, der kontrolliert, einschränkt und verteilt.

Finden Sie, dass einige Farben eher in den Abend als in den Tag gehören?
Künstliches Licht wird in den Farben andere Eigenschaften betonen als Tageslicht, aber zu selten, um zwischen »Tages- oder Abendfarben« zu unterscheiden. Ich persönlich glaube, dass neutrale Farben wie helles Beige und Grau nachts weniger interessant sind, wohingegen dominante Farben wie Schwarz und Weiß gut ins Dunkel passen.

Die Hautfarbe sollte bestimmen, welche Farben Sie tragen. Wie schon in einem anderen Kapitel besprochen, können Sie Ihre Hautfarbe mit Make-up verändern und dann passt sie zu allen Modefarben.

Jeder hat eine eigene Meinung zu Schwarz, mich eingeschlossen. Da oberflächenschweres Schwarz Fusseln fängt, trage ich es lieber abends. Schwarzer Samt wird durch künstliches Licht intensiviert und bereichert. Andererseits hasse ich es, Schwarz zu Cocktails zu tragen – weil jede andere Frau es auch anhat. Wenn Sie auf Schwarz zu Cocktails bestehen, betonen Sie Ihren individuellen Stil mit ungewöhnlichem Styling oder atemberaubenden Accessoires.

Obwohl helle Kleidung natürlich mehr Pflege braucht, habe ich viel für ein Himmelblau übrig. Es ist die wunderbarste Farbe – egal, ob im Sonnenlicht, Mondlicht oder bei 75 Watt.

Kann ich trotz großer Füße rote Schuhe tragen?
Wenn Sie rote Schuhe mögen, nur zu! Die Farbe der Schuhe hängt von Ihrer Persönlichkeit, Ausstrahlung und Ihrem Outfit ab. Machen Sie sich keinen Kopf wegen Ihrer Schuhgröße – und das gilt auch für kleine Füße. Die Form des Schuhs bestimmt, ob sie Ihnen stehen oder nicht. Eine Ausnahme sind weiße Schuhe, die Füße größer aussehen lassen, aber nicht so sehr, als dass man sie nicht zu einem ganz weißen Outfit tragen würde, das einfach nur mit weißen Schuhen harmoniert.

Sollten Schuhe immer zu irgendeinem anderen Teil Ihres Outfits passen?
Nicht unbedingt. Außer es sind farbige Schuhe, die zu einem Kleid oder Anzug passen, ist es schicker, wenn sie nicht zu den Handschuhen oder einer Tasche passen. Wenn Sie zum Beispiel ein schwarzes Kleid zu roten Schuhen tragen, sind weiße Handschuhe und eine kleine Goldtasche ganz reizend.

12. KAPITEL

Unterschätzen Sie niemals die Macht eines Mannes

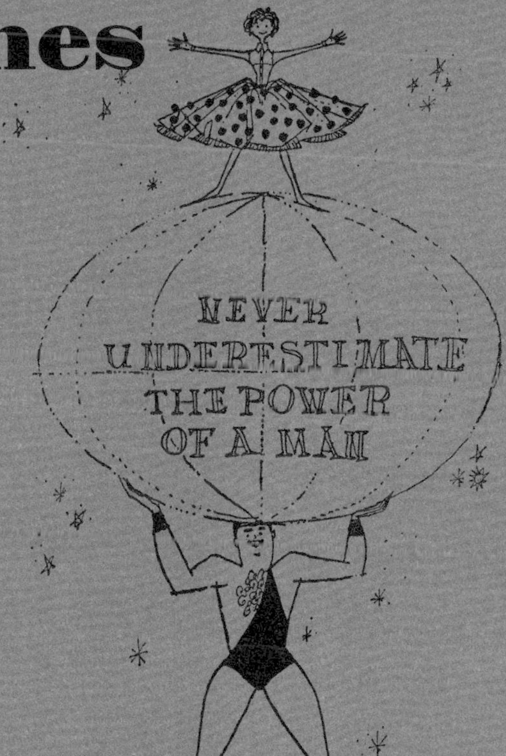

LIEBE EHEMÄNNER: Es reicht, wenn ich mich an die Frauen wende.

Es wird Zeit, ein Wort für die Männer einzulegen!

Seit die Höhlenmänner eine Partnerin an ihren zotteligen Haaren in ihr Lager gezerrt haben, wurde die Dominanz des Mannes als Tatsache anerkannt. Erst kürzlich gab es ernsthaften Aufruhr, der behauptete, die Frauen hätten die Rolle der Männer – besonders die der amerikanischen – an sich gerissen.

Ein Sport, der sich in den letzten Jahren immer größerer Beliebtheit erfreut, ist die »Männerhetze«, die den sozialen und emotionalen Status des amerikanischen Ehemanns untergraben soll. Ich bin mir sicher, dass alle Frauen hier die gleiche endlose Langeweile überkommt, wenn wir lesen, dass unsere Männer von allen männlichen Kreaturen am meisten ausgebeutet werden, seit das Seepferd-Weibchen einen Weg gefunden hat, die Kinder vom Partner austragen zu lassen.

Es wird behauptet, dass Frauen die Häuser aussuchen, die Männer bewohnen, die Autos, die sie fahren, die Möbel, mit denen sie leben, den Urlaub, in den sie fahren, und all die Geräte, die sie benutzen. Da Frauen älter als Männer werden, behaupten Zyniker, dass Frauen letztendlich all das Geld bekommen.

Ich sage, dass das nicht stimmt! Ich bin Ehefrau, Mutter und Geschäftsfrau. Weil ich nicht den ganzen Tag zu Hause auf einem Sofa liege und Schokolade verputze, sondern jeden Morgen zur Arbeit gehe, heißt das nicht, dass ich alles bestimme. Es ist nach wie vor eine Männerwelt und ich für meinen Teil könnte nicht glücklicher darüber sein.

Wenn diese schlauen Umfragen stimmen und Frauen so autark sind, dass die Funktion des Ehemanns aufs Kinderzeugen und bestenfalls noch aufs gemeinsame Bridgespielen reduziert wird – warum geben amerikanische Frauen dann Millionen Dollar jedes Jahr aus, um sich zu verschönern und zu pflegen, um den MÄNNERN zu gefallen?

Was in diesen Umfragen so offensichtlich fehlt, ist die Intelligenz, sie zu interpretieren. In jeder geschilderten Situation, in der es um den Kauf von etwas ging, stand, dass Frauen eine Vorauswahl für Haus, Auto oder Möbel treffen. Da Frauen in Ehen die häuslichen Partner sind, kaufen sie das Essen, treffen die meisten Vorbereitungen für Reisen, Gäste und Filme, die im Kino geschaut werden können. Aber für wessen Bestätigung und Anerkennung tun Ehefrauen all diese Dinge?

Natürlich für ihren Ehemann!

Sie wird fünfzig Häuser oder Wohnungen durchforsten und die Wahl auf drei oder vier reduzieren, bevor sie die Zeit und Geduld ihres Ehemanns in Anspruch nimmt. Sie wird tausend Broschüren von fernen Orten sammeln, bevor sie eine kleine Familienbesprechung zum Urlaub einberuft. Sie wird das Essen kaufen, das er isst, und viel von der Kleidung, die er trägt, sicher, aber doch nur, was er mag.

Außerdem schmilzt sie unterm Föhn und steht wie ein menschliches Nadelkissen für Änderungen, um das Bild zu kreieren, das die Augen ihres Mannes zum Leuchten bringt.

Unterschätzen Sie daher nie die Macht eines Mannes – in der Gesellschaft und zu Hause. Fragen Sie nie, nach wessen Pfeife die Schönen schuften – wir schuften in unserer Aufmachung für die Anerkennung und Bewunderung unserer Ehemänner und die allgemeine Wertschätzung der Männer, mit denen wir arbeiten oder denen wir in anderen Lebenssituationen begegnen.

Mich verstört, dass die meisten Männer bei der Diskussion über die Kleidung der Frauen schaudern. Vielleicht behaupten sie, dass sie ein Mieder nicht von einem Volant unterscheiden können, doch sie »wissen, was sie mögen«. Wenn ihnen etwas nicht gefällt, schreien sie, dass es wie die Stimme des Untergangs durch die Seventh Avenue erklingt. Ein bemerkenswertes Beispiel war der »Sack-Look« aus dem Jahr 1957. Paris rückte damit vor. Amerikanische Männer ließen es gar nicht erst so weit kommen. Kleider in jeder Preisklasse priesen die formlose Form an. Die Begrüßung zu Hause fiel jedoch weniger enthusiastisch aus – wenn nicht sogar offen feindselig.

Der »Sack-Look« wurde im Keim erstickt und der amerikanische Mann erteilte der Modewelt eine wertvolle Lektion – dabei tun sie doch sonst immer so, als hätten sie weder Ahnung noch Einfluss auf die Kleidung der Frauen.

Dass Männer die Mode beeinflussen und gleichzeitig Desinteresse vortäuschen, ist faszinierend paradox. Mode beeinflusst das Wohlergehen ihrer Familie. Im Gesamtbild ist es sogar wichtig für die Wirtschaft der Nation. Ihr Ehemann kennt es vielleicht gar nicht anders, dass er und seine Familie schön angezogen sind, vielleicht denkt er nicht einmal darüber nach, wie weit sich die Modeindustrie erstreckt, die mit einfachen Stoffen beginnt, mit

Webmaschinen, Schneiden, Nähen und allen Schritten dazwischen bis hin zum Verkauf und landesweiter Promotion, die sich in einem riesigen Netzwerk bis in die Boutique des kleinsten Örtchens über das ganze Land ausbreitet. Mode ist Rohstoff, keine Marotte. Die gut gekleidete Ehefrau ist kein Firlefanz, sondern gehört grundlegend in eine Ehe.

Kleidung trägt zum Auskommen einer Gemeinschaft bei – angefangen beim Laden, der sie verkauft, über die Reinigung bis hin zu den Orten, an denen sie getragen wird.

Kleidung trägt auch zur Moral der Familie bei. Es wäre anmaßend zu sagen, dass sie eine Ehe glücklich »macht«, aber ordentliche, attraktive Leute, die sich ihrer selbst als Individuen bewusst sind, können normalerweise besser mit Problemen umgehen als Leute, denen es egal ist, wie sie aussehen.

Es wird noch eine Weile dauern, bis Männer so natürlich in Modemagazinen blättern wie Frauen in Männermagazinen. Bis dahin überbrücken wir die Zeit mit der frohen Kunde, dass immer mehr Männer ihren Frauen Kleidung schenken. Sie sagen nicht mehr: »Geh und kauf dir etwas zu deinem Geburtstag«, sondern drosseln ihre Skrupel, die heiligen Innenräume einer Frauenboutique zu betreten. Diesen Trend haben wir vielen der großen Kaufhäuser zu verdanken. Besonders zu Weihnachten haben Abteilungen »Nur Für Männer« geholfen, das maskuline Zögern zu überwinden.

Obwohl den meisten Ehemännern wichtig ist, dass ihre Ehefrauen gut aussehen, haben sie das Shopping selbst meist vernachlässigt, um dann das letztendliche Resultat zu beurteilen. Mittlerweile kommen Männer immer häufiger mit auf Shoppingtrips und suchen Kleidung für ihre Frauen aus.

Bei einem persönlichen Auftritt bei Saks in San Francisco kam ein berühmter Arzt mit seiner Frau ins Kaufhaus. Er wollte mich kennenlernen, weil ihn die Persönlichkeit der Designerin hinter der Mode interessierte. Er und seine Frau reisten viel und da er gern mit ihr einkaufen ging, kaufte sie sich so gut wie nie allein Kleidung.

Ich persönlich freue mich riesig, wenn mein Ehemann mir etwas zum Anziehen aussucht. Was für ein wunderbares Kompliment, er denkt an mich und versucht etwas zu finden, das meine Persönlichkeit ausdrückt. Ein persönlich ausgesuchtes Accessoire, Kleid oder lässiges Kleidungsstück bedeutet mir viel mehr als ein Bund Orchideen.

Ich habe an anderer Stelle bereits die Pelztasche erwähnt, die mein Ehemann mir vor einigen Jahren kaufte. Es ist eine meiner liebsten Besitztümer, zum Teil natürlich aus Sentimentalität, aber

Lassen Sie sich
nicht aus der Bahn
werfen, wenn er
mit einem Fransen-
negligé ankommt,
enn weißes Feinripp
Ihre Sache ist.
Vielleicht denkt er,
ss unter der ruhigen
Klarheit das Herz
einer Harems-
königin schlägt.

auch weil sie so perfekt zu meinem Kleiderstil passt. Ich bin Tom immer wieder dankbar dafür.

Hätte ich mir die Tasche selbst gekauft, hätte mich ein schlechtes Gewissen geplagt, weil ich so viel Geld ausgegeben hätte, aber mit diesem Geschenk hat Tom nicht nur meine Garderobe bereichert, sondern seinen Stolz auf meine Erscheinung demonstriert – was letztendlich unsere Ehe widerspiegelt.

Sie können das aktive Interesse Ihres Mannes an Ihrer Garderobe anregen, wenn Sie zu einem günstigen Zeitpunkt vorschlagen, ob er nicht Lust hätte, etwas für Sie einzukaufen. Vielleicht Handschuhe, Slipper oder schöne Dessous. Männer genießen es, für Ihre Frauen femininen Firlefanz zu kaufen, wobei ich nicht weiß, ob das soziologische oder psychologische Gründe hat.

Seine ersten Versuche mögen etwas wunderlich sein, doch bleiben Sie tapfer. Er sieht Eigenschaften in Ihnen, die Sie nicht haben, oder einen nicht existenten Persönlichkeitszug. Lassen Sie sich nicht aus der Bahn werfen, wenn er mit einem Fransennegligé ankommt, wenn weißes Feinripp Ihre Sache ist. Vielleicht denkt er, dass unter der ruhigen Klarheit das Herz einer Haremskönigin schlägt.

Ziehen Sie es an, wenn Sie es über sich bringen. Falls es gar nicht geht, machen Sie sich einen Spaß daraus.

Wenn Ihnen Ihr Ehemann etwas Verführerisches kauft, wünscht er sich vielleicht etwas mehr erotische Einflüsse in Ihrer Unterwäschekollektion.

Wussten Sie, dass das erste Geschenk, das ein Mann einer Frau macht, meistens Strumpfhosen sind? Möglicherweise hat auch das psychologische Hintergründe, aber ich interpretiere es lieber als Interesse am Aussehen einer Frau und als Freude, etwas zu schenken, das länger vorhält als eine ungefähr gleich teure Schachtel Pralinen.

In den finanzstärkeren Schichten sagen Männer am liebsten mit Pelzen »Ich liebe dich«, normalerweise in Form einer Stola oder eines Capes, die, weil sie nicht anprobiert werden müssen, die Überraschung nicht preisgeben.

Kleider auszusuchen, erfordert etwas mehr Erfahrung und Selbstvertrauen. Die meisten Männer haben einen architektonischen Blick. Ein Kleid erzeugt oder vervollständigt ihr vorgefertigtes Bild. Manchmal schaut mich mein Ehemann in einem Kleid an und murmelt etwas wie, dass er die »dorsale Linie« mag, was bedeutet, dass er mag, wie das Kleid am Rücken sitzt.

Besprechen Sie mit Ihrem Ehemann, welche Kleidungsstücke für die gesellschaftlichen und beruflichen Pflichten von Ihnen beiden wichtig sind. Besonders in kleineren Orten gehen Frauen zum Shoppen in dieselben zwei oder drei Läden und kennen das Verkaufspersonal. Vielleicht geht Ihr Ehemann gern für Sie Kleidung kaufen, wenn er sich darauf verlassen kann, dass die Verkäuferin Ihre Figur und bevorzugten Schnitte kennt.

Warum indoktrinieren Sie Ihren Ehemann nicht einfach dadurch, dass Sie ihn bitten, zum nächsten Shopping mitzukommen? Es wird wie sein erster Trip zum Supermarkt sein – eine Offenbarung, die sein Verständnis von Auswahl und Preisen verbessert.

Stellen Sie ihm Ihre Lieblingsverkäuferinnen vor, die ihm helfen werden, wenn er allein kommt. Eine Freundin von mir, die außerhalb der Stadt wohnt und einen Stall voller Kinder hat, fing vor einigen Jahren an, Ihren Ehemann ein oder zwei Dinge für sie mitbringen zu lassen, weil sie die Kinder nicht allein lassen konnte. Und nun kauft er praktisch alles, was sie trägt. Er und die Verkäuferinnen kennen sich gut. Er versteht die Figurprobleme seiner Frau und kann sie objektiv sehen, wenn er die Farben und Oberflächen abwägt. Sie liebt die Kleider, die er aussucht. Er platzt vor Stolz auf ihr Aussehen, hauptsächlich weil er sich wie Galateas Pygmalion fühlt.

Übrigens: Männer geben mehr Geld aus, wenn sie Ihnen etwas kaufen, und betrachten es als Beweis ihres guten Urteilvermögens.

An Ehemänner, die gern für Ihre Ehefrauen einkaufen gehen, beachten Sie bitte Folgendes:

Blättern Sie in den aktuellen Modemagazinen, um sich inspirieren zu lassen.

Denken Sie an die Atmosphäre, in der das, was Sie kaufen, getragen werden wird.

Fragen Sie Ihre Frau – oder schauen Sie in die Etiketten ihrer Lieblingskleidung –, in welcher Abteilung von welchem Laden sie am liebsten einkauft.

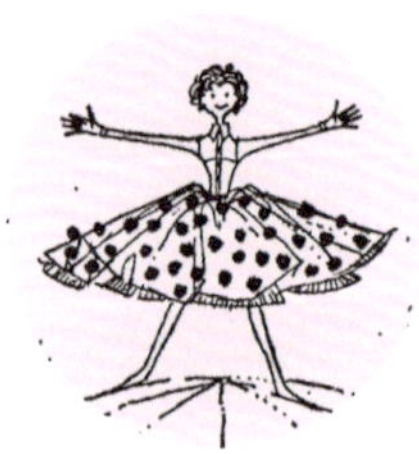

Wenn Sie ein Negligé oder andere Dessous kaufen, denken Sie an die häusliche Lage, bevor Sie Ihre Frau in die Königin von Sheba verwandeln. Sonst räkelt sie sich in einem langen, fließenden Negligé mit riesigen Plüschärmeln in einem Schlafzimmer, in das das Bett kaum reinpasst. Überlegen Sie genau und wenn es unbedingt Marabou sein muss, kaufen Sie Ihrer Frau einfach ein paar Plüschpantoffeln.

Fantasie und Launen drücken sich am besten im Boudoir aus. Wenn Sie die Lockenwickler Ihrer Frau nicht sehen wollen – und die meisten von uns brauchen hin und wieder Lockenwickler –

Die meisten Ehefrauen freuen sich mehr über ein Paar knallpinke Faulenzhosen als einen ganzen Arm voller langstieliger Rosen.

besorgen Sie ihr eine üppige, spitzenartige Haube, die es in der Drogerie-Abteilung der meisten großen Läden gibt. Sie wird sich bei ihrem Pflegeritual glamourös und verwöhnt fühlen.

Auch mit Loungewear können sich Ehemänner hervorragend ausdrücken. Die meisten Ehefrauen freuen sich mehr über ein Paar knallpinke Faulenzhosen als einen ganzen Arm voller langstieliger Rosen.

Wenn jedoch mehr Frauen so sind wie ich, sind sie gierig und wollen beides!

Wenn Sie souverän genug sind, um ein Kleid zu kaufen, sollten Sie gewiss sein, dass Ihre Frau die passenden Accessoires hat. Eine Farbe, die Sie noch nie an ihr gesehen haben, könnte riskant sein, da sich daraus neue Ausgaben für Accessoires ergeben. Wenn Sie aber eine neue Farbe finden, von der Sie instinktiv spüren, dass sie zu ihr passt, wird sie einen Weg finden, sie zu tragen. Frauen sind sehr erfinderisch.

Abgesehen von Kleidung ist hier eine Checkliste von Modedingen, über die sich Ihre modebewusste Ehefrau freuen wird:

Natürlich ist ein Nerzmantel himmlisch, aber glücklicherweise oder leider sind die meisten von uns fantasielos. Pelz ist das luxuriöseste, schmeichelhafteste, aufregendste, romantischste Kleidungsstück. Ein zottiger Fuchsmuff, eine flauschige Waschbärentasche, ein glatter Nerzschal, eine geschmeidige Nerzmütze, ein auffälliger Leopardengürtel oder ein paar Lammpantoffeln sagen alle »Ich liebe dich« und werden automatisch einen Hauch der Einzigartigkeit in die Garderobe Ihrer Frau bringen.

Accessoires

Jede Frau hat ein Faible für bestimmte Accessoires. Das können Handschuhe oder Taschentücher sein, Tücher oder Ohrringe. Ein Blick in ihren Kleiderschrank gibt Ihnen nötige Hinweise. Obwohl sie vielleicht schon eine Trillion Handschuhe hat, gerät sie wegen eines von Ihnen sorgfältig ausgesuchten Paars völlig aus dem Häuschen.

Loungewear

Hier haben Sie absolute Freiheit, Ihre eigene Persönlichkeit und die Ihrer Frau auszudrücken. Kaufen Sie, was Sie an ihr sehen wollen. Ihr Interesse wird sie wahnsinnig freuen.

Da dieses Kapitel sowohl an Ehemänner als auch Ehefrauen gerichtet ist, möchte ich abschließend einige Dinge sagen:

An die Ehefrauen

Wenn Sie sich um das modische Interesse Ihres Ehemanns bemühen, werden Sie besser angezogen sein. Mit seinem Rat und seiner Beteiligung werden Sie nie mit seiner Ablehnung in letzter Minute zu kämpfen haben, in der die meisten Männer sagen: »Willst du wirklich das da anziehen?« Wenn er an der Auswahl und der Bedeutung Ihrer Garderobe beteiligt ist, wird seine Einstellung gegenüber dem ausgegebenen Geld und der Vielfalt, die Sie für die verschiedenen Facetten Ihres Lebens brauchen, realistischer sein.

An die Ehemänner

Männer, die sich für Mode interessieren, scheinen einen besseren Geschmack zu haben als die meisten Frauen, die, weil sie damit aufgewachsen sind, zu nah am Thema sind. Ihre Perspektive kann Ihrer Frau eine neue sowohl persönliche als auch objektive Herangehensweise eröffnen. Ihr Geschmack kann zu ihrem Verständnis von sich selbst beitragen. Ihre Bestätigung trägt zu ihrem Selbstbewusstsein bei.

Ein Ehemann, der sich für die Kleidung seiner Frau interessier wird ihre Bedürfnisse und Wünsche als Frau besser verstehen; der Respekt einer Ehefrau für die Vorlieben und die Einschätzun des Ehemanns, wie sie aussieht, wird zu einer glücklichen Ehe beitragen.

13. KAPITEL

Schnäppchen – ein heikles Thema

»Schreiben Sie fünfhundertmal: ›Ich werde denken, bevor ich kaufe.‹«

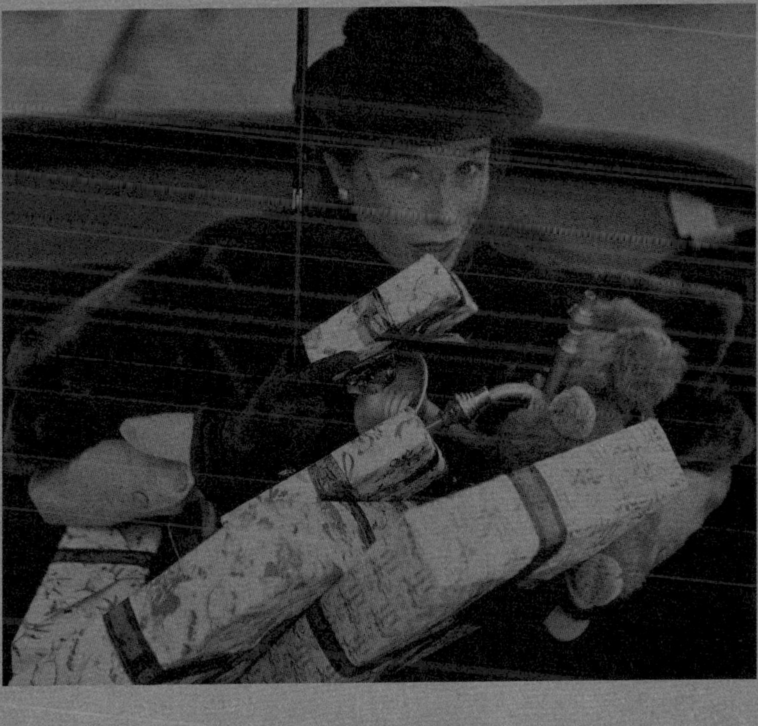

LIEBE EHEMÄNNER:

Wenn Sie eine Sache sieben Jahre lang behalten, haben Sie sie gebraucht.

SIR WALTER SCOTT

Das »Schnäppchen« ist eins der wohl am meisten verschmähten Freuden des Lebens geworden. Ein echtes Schnäppchen ist ein wahres Juwel – oder wie die Erstausgabe eines alten Buchs – oder der Dollarschein, den Sie in einer alten Handtasche vergessen haben.

Schnäppchen gibt es nicht vom Fließband, nicht jeden Tag und nicht im Voraus geplant. Ich denke, dass massive »Schlussverkäufe« und monströse Vergünstigungen, die das Blaue vom Himmel versprechen und normalerweise ohnehin nur den günstigeren Preis wert sind, die wirkliche Bedeutung von Schnäppchen verdrängt haben. Nennen Sie mich ruhig altmodisch, aber ich glaube, dass Sie bekommen, wofür Sie bezahlen, der Himmel schützt die Schnäppchenjäger nur im Verhältnis vom Geldwert zur Ware.

Denken Sie nicht, ich wäre schnäppchenresistent. Unmöglich. Für mich gehören sie einfach in die gleiche Kategorie wie der Hauptgewinn bei einer irischen Tombola. Sie können sie nicht erzwingen. Sie können sich nicht darauf verlassen, dass Ihnen ein Schnäppchen serviert wird, wenn Sie eins brauchen. Wenn der Zauberstab des Zufalls Sie antippt und vor Ihnen Ihr Traumteil erscheint und das zu einem unerhört niedrigen Preis, schnappen Sie bloß zu!

Ein Schnäppchen heißt für mich nicht unbedingt »billig« oder »preisreduziert«. Es ist etwas, das Sie brauchen und wollen. Ein von zweihundert auf dreihundert Dollar runtergesetztes Ballkleid ist kein Schnäppchen, wenn Sie nicht auf Bälle gehen. Ein Kleid, das nur fünfzig kostet, aber aussieht wie zweihundert ist ein Schnäppchen, wobei ein Kleid, das von zweihundert auf fünfzig herabgesetzt ist, ein böses Risiko sein kann.

Warum? Vielleicht ist das Design unmöglich oder der Stoff fehlerhaft. Am Ende der Saison gekauft, kann es im nächsten Jahr out sein. Dieser Stil hat vielleicht den Markt überflutet und Sie sehen es überall. Ein ungewöhnlicher Knopf fehlt und kann nicht ersetzt werden. Die Säume sind zu kurz geschnitten und lassen keine Änderungen zu. Vielleicht ist das Material nachgedunkelt. Vielleicht ist die Farbe so seltsam, dass Sie mehr Geld für Accessoires ausgeben müssen, damit das Kleid keine völlig sinnlose Anschaffung ist.

Schnäppchen sind Sachen, die ich liebe und immer tragen will; etwas, worin ich mich gut fühle, das mir mehr Spaß, Selbstvertrauen und Freude gegeben hat als nur den Wert meines Gelds.

Können Sie ernsthaft in Ihren Schrank schauen, ohne eine sinnlose Anschaffung zu sehen, Kleidung, die Sie nie oder nur selten tragen und nur gekauft haben, weil sie »zu gut war, um sie nicht zu kaufen«? Wie es schon in der Bibel heißt: »Der unter uns, der frei von Sünde ist, werfe den ersten Stein!«

Kompromisse sind für mich in der Mode fehl am Platz. Mein Schnäppchen-Motto lautet: »Wenn Sie es zum normalen Preis nicht kaufen würden, warum dann jetzt?« Ich liebe Kleider und wenn ich eines wirklich will, dann will ich es genau so und keinen akzeptablen Abklatsch, der fast so gut ist, nur ein wenig günstiger. Die größere Freude ist die zusätzliche Investition wert.

Fast genauso gut fühlt sich letztendlich nicht so gut an und sieht auch nicht so gut aus. Ich verzichte lieber ganz, als mich mit dem Zweitbesten zufriedenzugeben. Wie in jeder anderen Situation befriedigen Kompromisse niemanden wirklich.

Um meine Gefühle klarzumachen, möchte ich Ihnen von meinen zwei Lieblingsschnäppchen erzählen. Beide trage ich oft und, wenn möglich, werde ich sie tragen, bis sie auseinander fallen. Eins ist ziemlich teuer und das andere ziemlich billig.

Das eine ist eine riesige Tasche aus Nerzflanken, die mir mein Ehemann vor ein paar Jahren kaufte, um mich zu überraschen, nachdem ich sie ziemlich offensichtlich im Schaufenster bewundert hatte. Sie kostete zweihundert Dollar, ein ziemlicher Batzen für eine Tasche. Aber die Tasche begleitet mich nun seit fünf Jahren (damit sind wir bei vierzig Dollar pro Jahr) und ich bin immer noch begeistert, ich liebe, wie sie sich anfühlt, wie sie aussieht. Sie ist toll. Ich habe sie zu Tweeds, früher Herbstbaumwolle und zu einer Kamelhaarjacke getragen. Sie hat zahllose Outfits gerettet. Ich denke, die Tasche wird so alt wie ich. Sie macht mir Spaß, spielt eine entscheidende Rolle in meinem Schrank und macht die Investition meines Ehemanns nur für mich unbezahlbar.

Das zweite habe ich auf einem Umweg durch die Jungenabteilung eines großen Kaufhauses gefunden. Da, auf einen Tisch gehäuft, war ein riesiger Stapel Pullover, Marineblau in einem sehr groben Zopfmuster mit weißen Bündchen. Dieser Import

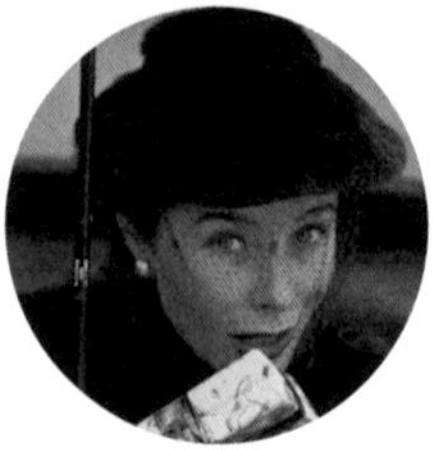

aus Schweden war in der Größe für einen 14-jährigen Jungen von 38 auf zehn Dollar reduziert. Das war wirklich ein Schnäppchen Die Ware war perfekt und der Preis war logischerweise heruntergesetzt, weil die meisten Familien nicht so viel für einen Pullove für einen raubeinigen Teenager ausgeben wollen, egal wie schön.

Dieser ungewöhnliche, stylische Pullover ist ein essenzieller Tei meiner alljährigen Garderobe geworden. Ich trage ihn zu Shorts und Hosen im Sommer oder an einem Winterwochenende auf der Land. Er hat Form und Muster behalten und sieht sogar jetzt noch besser aus als zu Beginn.

Alles in allem sind Accessoires die beste Schnäppchen-Kategorie. Sie sind weniger riskant und flexibler. Klassische Designs sind besser als Topmodernes. Die lohnendsten Schnäppchenkäufe sind echte Reduzierungen von Markenware oder zeitlosen Designs Dinge, die Sie gut auf Schlussverkäufen erwerben können, sind Unterwäsche, Handschuhe, Handtaschen, Regenschirme, Taschentücher und manchmal sogar Schuhe – wenn Sie die Art von Schuhen tragen, die reduziert werden, und wenn sie in zeitlosen Linien und Farben erhältlich sind, die Ihren Schuhschrank bereichern.

Außerdem habe ich etwas für den ungewöhnlichen, hochmütigen Hut übrig, den Sie einfach haben müssen, sobald Sie ihn anprobiert haben, und den Sie zum Mittelpunkt wunderbarer Outfits machen können. Frivolitäten sind Dinge, die Sie vielleicht auch zum normalen Preis gekauft hätten, aber zum Glück erst reduziert entdeckt haben.

Stellen Sie sich die folgenden sechs Fragen, wenn Sie das nächste Mal auf Schnäppchenjagd gehen:

1. Will ich das wirklich haben?

2. Ist es perfekt in Schuss?

3. Passt es mir?

4. Ist es noch modern?

5. Brauche ich es in meinem Kleiderschrank?

6. Wird es sich als volles Mitglied meiner Garderobe auszahlen oder als vorübergehender Gast hinten im Schrank rumhängen?

Mit jeder Antwort wird Ihnen klarer werden, ob sich dieses »Schnäppchen« nur als eins ausgibt. Wenn Sie es eigentlich nicht wollen, werden Sie Ausreden finden, es nicht zu tragen – oder Sie ziehen es an und wünschen sich dann, Sie hätten es gelassen Wenn es nicht in perfektem Zustand ist, kriegen Sie es vielleicht nicht in den Griff oder vergeuden viel Zeit und Geld dafür. Kleider, die im Laden ausgestellt waren, werden selten richtig sauber. Wenn sie nicht richtig passen, bedeutet es noch mehr Zeit und die Kosten der Änderungen, die Ihnen zusammengerechnet ein zusätzliches neues Kleid beschert hätten und keins, das schon gelitten hat, bevor Sie es tragen.

Egal, wie sehr Sie es mögen, wenn es nicht zu Ihren anderen Kleidern passt, tun Sie sich den Gefallen und vergessen Sie es. Eine Ausnahme kann – wie gesagt – ein besonderer Hut sein, der zum Mittelpunkt ganzer Outfits werden kann. Sehen Sie sich selbst darin zu einer speziellen Gelegenheit? Stil ist die tückischste Modefalle. Häufig wandern die Extreme der Mode schneller zur reduzierten Ware als die traditionellen Klassiker. Und zuletzt wird es sich bezahlt machen – oder waren Sie von der Emotion ergriffen, ein dermaßen sensationelles Angebot nicht verpassen zu wollen?

Wie oft haben Sie mit »Ja« geantwortet? Wenn Sie jedes Mal mit »Ja« geantwortet haben, sind Sie eine Schnäppchenjägerin erster Klasse. Sie durchschauen provokative Schilder und können verführerische Angebote von starken Auslagen mit besonderer Schnäppchenware unterscheiden. Wenn Sie vier- oder fünfmal mit »Ja« geantwortet haben, können Sie immer noch darauf vertrauen, dass Ihr Urteilsvermögen Ihre plötzlichen Launen in Schach halten wird, während Sie grübeln, ob diese Anschaffung intelligent ist. Dreimal »Ja« macht Sie beinahe zu einer »Schnäppchen-Närrin«, bei der sich die Fehlkäufe stapeln und Ihnen ein Dorn im Auge sind.

Wenn Sie noch weniger als dreimal mit »Ja« geantwortet haben, sollten Sie Ihr Scheckbuch für einen Monat wegsperren lassen und fünfhundertmal »Ich soll nachdenken, bevor ich kaufe« schreiben.

14. KAPITEL

Fakten und Vorlieben – plus: Ein Chic-Test, um Ihren Mode-IQ zu bestimmen

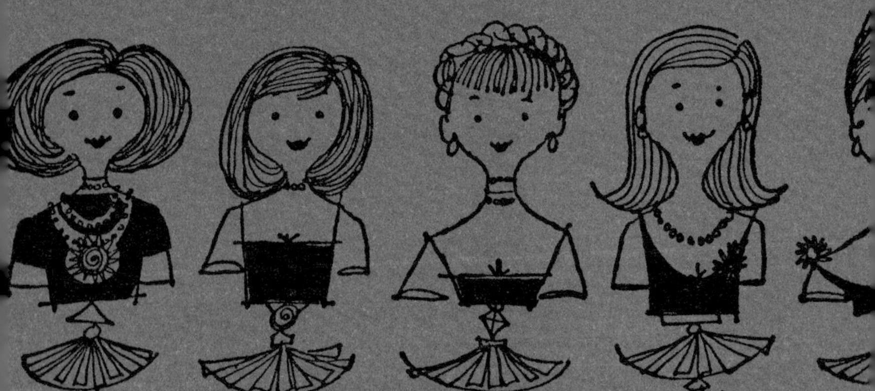

Irgendwann wird die »Chicologie« einen Platz in der Wissenschaft einnehmen, als Schlüssel zum emotionalen Wohlergehen der Frauen.

Eine Frau würde lieber chic als hübsch genannt werden

Ich wette, Shakespeare hätte das Wort »chic« benutzt, wenn es damals Teil der englischen Sprache und außerdem ein schicker Ausdruck gewesen wäre. Als fester Bestandteil des heutigen Modevokabulars beschreibt es mehr als nur Kleidung oder Stil, sondern vermittelt ein Gefühl der zeitgenössischen Kultur, das ultimative Modewort im Hier und Heute.

Warum dieses französische Wort ein amerikanisches Idiom wurde, ist ungeklärt. Vielleicht sind fremde Worte spannender als bekannte. Bei einer Modenschau in Mailand war ich überrascht, die Kommentatorin inmitten ihres maschinengewehrschnellen Italienisch immer wieder das Wort »zm-m-a-ar-r-t« sagen zu hören. Plötzlich wurde mir klar, dass »smart« das aktuelle italienische Modewort für das war, das wir aus dem Französischen geliehen haben und »chic« nennen.

»Chicologie« lässt sich unmöglich definieren. Es ist die Psychologie der Mode, individuell interpretiert. Irgendwann wird die »Chicologie« einen Platz in der Wissenschaft einnehmen, als Schlüssel zum emotionalen Wohlergehen der Frauen. Das Gesicht und die Form, die wir der Welt präsentieren, sind Zeichen eines inneren Konflikts und der Gelassenheit. Es ist nichts Neues, dass man sich wohlfühlt, wenn man gut aussieht. Chicologie ist das Mittel, um den eigenen Mode-Standpunkt zu betrachten und zu verdeutlichen.

Vielleicht analysieren wir »chic« am besten, wenn wir sagen, was chic ist und was nicht. Irgendwo in der Mitte wird Ihre individuelle, nicht definierbare Wahrheit liegen. Mehr als in jeder theoretischen Studie muss Chicologie individuell interpretiert werden.

CHIC beginnt mit gutem Geschmack.

CHIC ist Organisation plus Inspiration.

CHIC ist ein Statement, wer Sie sind und wofür Sie stehen.

CHIC ist ein Bild von Ihnen, das mehr als tausend Worte sagt.

CHIC ist Verhalten – wie Sie laufen, sich bewegen und sitzen.

CHIC ist das Bild, das Sie anderen vermitteln.

CHIC ist, etwas für Kleidung zu tun, statt das von der Kleidung zu erwarten.

CHIC ist das Wertschätzen von Stoffen, Oberflächen, Farben.

CHIC ist Aufmerksamkeit für jedes Detail.

CHIC ist Auswahl und Verständnis dafür, dass das, was anderen Frauen steht, nicht automatisch auch zu Ihnen passt.

CHIC ist, nicht blind den Launen der Mode zu folgen.

CHIC hängt nicht von Geld ab.

CHIC ist klassisches Styling mit persönlichen Verzierungen.

CHIC kann an jedem anders aussehen.

CHIC ist eine persönliche Stimmung.

CHIC ist sofort als persönliche Identität erkennbar.

CHIC ist ein Verständnis für Kleidung, Atmosphäre und Umgebung.

CHIC ist ein maßgeschneiderter Look aus den Fließbändern der Mode.

CHIC ist Instinkt plus Impuls plus Individualität.

Weiterführend gibt es hier einen Chic-Test basierend auf verschiedenen Fragen zu Mode-Interpretation und Standpunkt. Antworten Sie Ja oder Nein auf jede Frage und vergleichen Sie dann Ihre Meinung mit der folgenden Analyse.

1. Tragen Sie im Winter schwarze Lackschuhe?

2. Würden Sie an einem Gala-Abend falsche Wimpern tragen?

3. Würden Sie sich mit einem begrenzten Pelz-Budget eher einen kostbaren Pelzbesatz leisten als einen weniger teuren Pelzmantel?

4. Würden Sie auf einer förmlichen Sommerparty einen Satinmantel über ein Baumwollkleid ziehen?

5. Ist ein ungewöhnliches Accessoire manchmal die Grundlage für ein ganzes Outfit?

6. Würden Sie ein Tweed-Kleid auf einer Cocktailparty anziehen?

7. Wenn Sie nur ein Stück echten Schmuck hätten, würden Sie ihn eher für sich strahlen lassen, als mit Imitationen zu kombinieren?

8. Wenn die neue Hutmode rauskommt, verändern Sie Ihre Frisur, um sich ihr anzupassen?

9. Würden Sie ein Kleid in Cocktaillänge auf einen formellen Ball anziehen?

10. Würden Sie einen Samthut zu einem Sommerkleid aus Baumwolle tragen?

So wie ich es sehe – und Sie wissen ja, dass »chic« für mich rein persönlich ist –, ist die »schicke« Antwort auf alle zehn Fragen Ja. Die Gründe:

1. Schwarze Lackschuhe sind das ganze Jahr über wunderbar und peppen fast jeden Stoff auf, wie schwarz-braunen Tweed oder leuchtend rote Wolle für tagsüber mit glänzenden Lackpumps oder bestickten Samt oder kostbare Spitze abends zu offenen Lacksandalen.

Lackschuhe sind zwar traditionell Frühlingsmode, doch mit einem passenden Gürtel passen sie wunderbar in Ihre Winterkleidung. Aber heben Sie Lacktaschen nur für Sommer und Frühling auf. Aus irgendeinem obskuren Grund sehen sie in der Herbst- und Wintergarderobe seltsam aus.

2. Ich liebe künstliche Wimpern. Sie sind so ein ehrlicher Schwindel und es macht solchen Spaß, zu einer heiteren Gelegenheit aufgedonnert damit zu klimpern. Obwohl ich sie momentan chic finde, kann sich meine Meinung in sechs Monaten schon wieder ändern – vielleicht auch in einem Jahr oder nie! Trotzdem finde ich es wichtig, Frivolitäten, so wie sie auf der Bühne der Mode auftauchen, in Betracht zu ziehen und entsprechend zu tragen. Was gibt es Besseres als künstliche Wimpern auf einer extravaganten Party? Tagsüber wären sie lächerlich und würden groteske Schatten auf Ihr Gesicht werfen.

3. Für mich ist eine Fütterung schicker als ein billiger Pelzmantel, weil Sie deutlicher spüren, wie der Pelz Ihren Körper umhüllt; und wenn Sie Ihren Mantel über den Stuhl werfen oder über Ihre Schulter hängen, strahlen Sie vor einem ultraluxuriösen Hintergrund.

4. Inkongruente Kombinationen sind chic, wenn der Gesamteindruck harmonisch ist. Nichts ist reizender als ein Abendkleid aus Baumwolle oder Jeansstoff mit einem einfachen Mantel aus passendem oder kontrastierendem Satin zu einem Ball im Country-Club.

5. Ein wirklich schickes Outfit beginnt häufig mit einem sagenhaften Hut, einer tollen Tasche oder einem auffallenden Schmuckstück. Es ist empfehlenswert, Ihre modische Planung mit einem ausgefallenen Schmuckstück zu beginnen, statt es erst hinterher dranzuklatschen.

6. Bloß weil Tweed an sich ein ländlicher Stoff ist, gibt es keinen Grund, ihn aus dem urbanen Kleiderschrank zu verbannen.

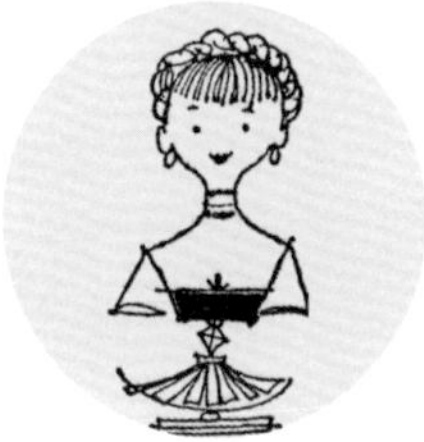

In einem Cocktailkleid aus Tweed, das eigens dafür designt ist, können Sie mit fröhlichen Accessoires auf einer Cocktailparty ultrachic sein. Tweeds dürfen überallhin, kombiniert mit Stoffen von Satin bis Samt – solange das Design stimmt.

7. Ich denke, Sie geben Ihrem einsamen Juwel Wichtigkeit und Glanz, wenn Sie es ordentlich tragen und nicht durch schwächere Lichter verbergen. Eine einzelne Nadel an einem ungeschmückten Oberteil drückt so viel Selbstbewusstsein aus!

8. Die affirmative Antwort auf diese Frage ist rein theoretisch, weil ich meine Frisur in den letzten Jahren nicht verändert habe, ein Umstand, den ich auf die Zeit schiebe. Vielleicht sollte ich mein Haar anders frisieren, denn Schwarz und im Zopf erschwert es mir das Tragen von Hüten. Ich denke, man kann nur mit einer aktiven Hutgarderobe wirklich chic sein.

9. Da nur Scarlett O'Hara blitzschnell Ballkleider aus Stoffbahnen zaubern kann, sind Sie vielleicht auf einen Ball eingeladen und haben keine Zeit, ein Ballkleid zu besorgen. Solange Ihr Kleid zu der gediegenen Atmosphäre passt, kann auch eins in Cocktailkleidlänge chic sein.

10. Samt mit Baumwolle ist eine meiner Lieblingskombinationen für Hochsommer-City-Chic. Das einfachste Stadtkleid wird mit schwarzem Samt ein Outfit. An Sommerabenden bringen Samtschuhe Baumwolltanzkleider zum Schillern.

15. KAPITEL

Ein Glossar & ein freundlicher Ratgeber zum Modevokabular

»Ganz besonders für Männer macht dieses Glossar Mode-Sprache verständlicher.«

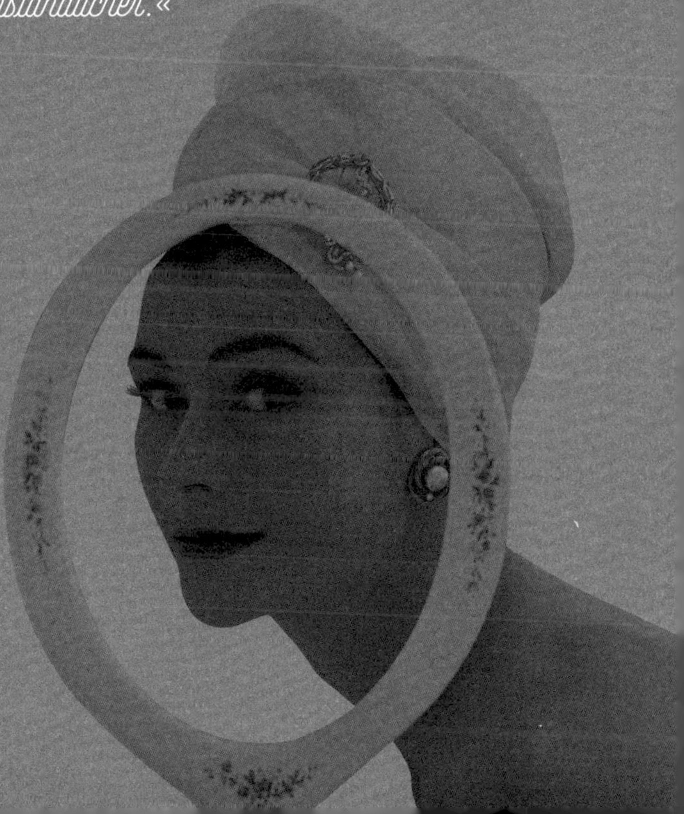

LIEBE EHEMÄNNER: *Französisch bedeutet meistens teuer.*

Natürlich ist Mode mehr als nur Jargon oder Spezialausdrücke; aber wie in vielen anderen Bereichen hat Mode eine eigene Sprache, manches davon ist in den allgemeinen Sprachgebrauch übergegangen. Hier sind einige der meistgebrauchten Ausdrücke aufgelistet, wie sie in Werbung und Modezeitschriften auftauchen, die aus Ihnen bessere Shopper machen und es Ihnen erleichtern, sich die beschriebene Ware besser vorzustellen.

Ganz besonders für Männer macht dieses Glossar Mode-Sprache verständlicher.

A

ALENÇON-SPITZE. Nadelspitze in einem soliden Muster auf einem Netzhintergrund.

APPLIQUÉ. Ein Muster, das auf eine andere Oberfläche genäht wird, entweder in kontrastierender oder zueinander passender Oberfläche, um ein interessantes Muster zu gestalten.

B

BAGUETTE. Form, die sich normalerweise auf Diamantenrauten bezieht.
BALMACAAN. Ein lockerer, auffälliger Mantel.
BANGLE. Ein schmaler Armreif, der den Arm entlanggleitet.
BARRETTE. Haarspange.
BAUMWOLLSATIN. Baumwollstoff mit einem Satin-Finish.
BEIGE. Ein gelblicher, dunkler Braunton.
BENGALINE. Gerippter Stoff aus Kammgarn mit Seideneinzug
BOA. Ein weicher, flauschiger Schal, normalerweise aus Federn, Fell oder Tüll.
BOLERO. Eine kurze, weite Jacke, die über der Taille endet.
BOUCLÉ. Ein gewebter oder gestrickter Stoff mit maschiger oder geknoteter Oberfläche.
BOUFFANT. Aufgeplustert, wie mit Luft gefüllt, beispielsweise ein Glockenrock über Petticoats.
BOUTIQUE. Ein Geschäft, das sich auf »Einzelteile« konzentriert und nicht auf spezifische Ware. Es ist die High-Fashion-Drogerie.
BRETON. Ein Hut mit einer rundherum hochgestellten Krempe.
BROGUE. Straßenschuhe im Oxford-Stil

C

CAMISOLE. Unterwäsche, die wie ein Kleid aussieht, oder Oberbekleidung, die so aussieht wie Unterwäsche, ein gerade geschnittener Ausschnitt knapp über der Brustlinie mit geraden Schulterträgern, meistens aus Schleife.
CARTWHEEL. Ein sehr großer, wagenradförmiger Hut mit einer extragroßen gleichmäßigen Krempe.
CELANESE. Hersteller von synthetischen Garnen, Acetat, Arnel (pflegeleichte Faser) und Celaperm.
CHANTILLYSPITZE. Umrisse von Spitzendesign auf zartem Netzuntergrund.
CHAPEAU. Ja, das ist ein Hut!
CHATELAINE. Eine Kette an einer offenen Jacke oder an der Taille, von der Schmuckobjekte hängen.
CHESTERFIELD. Enger Mantel mit Samtkragen und verdeckter Knopfleiste.
CHIGNON. Ein Haarknoten im Nacken oder eine Ansammlung von Blumen oder Federn, die das Haar bedecken oder anstelle des Haarknotens getragen werden.
CHINOSTOFF. Gefärbtes Baumwolldrillich.
CHOKER. Halsschmuck, der hoch an der Kehle getragen wird.
CLOCHE. Glockenhut. Ein eng sitzender Hut, der einer Glocke ähnelt, auf französisch »cloche«.
CRÊPE DE CHINE. Eine leuchtende Seide, deren Oberfläche etwas zerknittert aussieht.
CUT VELVET. Samt mit Design auf die Oberfläche gestickt.

D

DEKOLLETÉ. Ein tiefer Ausschnitt.
DIAMANTE. Ein Stoff, der dank kleiner Strasssteinchen glitzert.
DIAPHAN. Abgeleitet von der Göttin Diana beschreibt dieses Adjektiv jedes Kleidungsstück, das aus transparentem Material besteht und sich fließend bewegt.
DICKEY. Eine falsche Hemdbrust.
DURCHLÜFTETES GARN. Viskose-Faden mit hohlem Innenraum, der Luft enthält und den Stoff atmen lässt.
DUSTER. Ein leichter, lockerer Mantel.

E

ECRU. Eine leicht beige oder ungebleichte, natürliche Farbe.
ELAN. Ein Liebling der Modezeitschriften, bedeutet ungestüm und voller Temperament.
EMPIRE. Napoleons Josephine fing 1804 damit an, mit hoher Taille und kurzem Oberteil.
ENVELOPE-TASCHE. Kleine, flache Handtasche in der länglichen Rechteckform eines Umschlags.
ETON-JACKE. Eine hüftlange, nicht taillierte Jacke mit Rundkragen.

F **FAGOTTING.** Faden, Garn oder Schleife, die in einen offenen Saum als Rand gearbeitet werden.
FAILLE. Leicht glänzender, gerippter Seidenstoff.
FICHU. Drapierter Schal oder Tuch, das um die Schultern getragen und in einem Knoten gebunden wird, die Enden hängen locker herab. Es kann auch ein gekräuselter Kragen an einer Bluse oder einem Kleid sein mit demselben Effekt.
FOULARD. Weiche, waschbare Seide wie Satin. Einfarbig oder bedruckt, aber normalerweise winzige Figuren auf dunklem oder hellem Grund. Manchmal auch »Krawattenseide« genannt. Es gibt auch Baumwollfoulard, aber wenn es Baumwolle ist, muss es auf dem Schildchen stehen.
FRANZÖSISCHE MANSCHETTEN. Doppelte, umgedrehte Manschetten, entweder zwei oder vier Knopflöcher, die mit einem Manschettenknopf verbunden sind.
FRANZÖSISCHES GEISSENLEDER. Sehr feines, hochwertiges Leder aus Zicklein.
FUCHSIA. Violett-Rot.
FULLY-FASHIONED. Adjektiv für ein Kleidungstück wie Strümpfe oder einen Pullover, der flach gestrickt ist und durch Fallmaschen geformt wird.

G **GAMIN.** Kleine, lebhafte Frau mit einem verschmitzten Schmunzeln und Kleidern, die genau dieses Gefühl ausdrücken.
GANT. Handschuh auf Französisch.
GEORGETTE-CRÊPE. Durchsichtiges Crêpe.
GLEN-PLAID. Abkürzung für Glenurquhart, ein schottisches Clan-Karo. Es ist immer in gedeckten Farben.
GOSSAMER. Durchsichtig; sehr fein.
GUMMIERT. Mit Gummi überzogen oder bezogen.

H **HAUTE COUTURE.** Bedeutet hohe Mode und beschreibt die führenden Kleidermacher von Paris und extreme, teure Designs.
HELIOTROPE. Violettblaue Farbe.
HYACINTH. Lavendelblaue Farbe.

I **IRISCHE SPITZE.** Normalerweise ein Kleeblatt oder eine Rose, von Netzstoff umgeben.
IRISCHE LEINE. Ein feiner, leichter Leinenstoff.

J **JABOT.** Rüsche oder Raffung, die sich vorn am Oberteil herunterergießt und am Ausschnitt festgemacht ist.
JACQUARD. Stoff mit aufwendiger, figurativer Webung.
JÄGERGRÜN. Gelbstichiges dunkles Grün.
JAPANISCHE STICKEREI. Feine Seidenstickerei in Satin-Garn
JAUNE. »Gelb« auf Französisch.

JEUNE FILLE. Bedeutet eigentlich »junges Mädchen«, aber beschreibt auch jugendliche Stile.

K

KASHA. Eine weiche, seidige Wolle, die mit Ziegenfell gemischt wird.
KHAKI. Olivfarbene Kleidung.
KIDSKIN. Leder aus Zicklein.
KIMONO-ÄRMEL. Ärmel, die mit dem Rest des Kleidungsstücks in einem Stück geschnitten wurden.
KAPPNAHT. Enge Naht, die erst auf rechts, dann auf die falsche Seite genäht wird; verbirgt Ecken und Kanten.
KÖPER. Stoff, der so eng gewoben ist, dass Rippen oder diagonale Linien entstehen.
KUBANISCHER ABSATZ. Blockabsatz. Mittlere Höhe und breit, normalerweise an Straßenschuhen auf dem Land.
KRÄUSELARBEIT. Drei oder mehr Reihen von Raffungen.
KRINOLINE. Ein Reifrock, ein großer Petticoat, ursprünglich aus Krinoline, aber heute synonym mit allen gestärkten Petticoats.
KUKULLE. Haube eines Mönchs, die eher auf den Schultern drapiert getragen wird als auf dem Kopf, wenn sie an Frauenkleidung ist.

L

LAMÉ. Feiner Stoff, aus silbernem oder goldenem Garn gewoben, mit Seide oder anderen Stoffen gemischt.
LASTEX. Handelsüblicher Name für ein elastisches Garn, das sich gut zum Stricken und Weben eignet.
LATEX. Eine milchige Substanz, aus der tragbares Gummi gewonnen wird.
LAVABLE. Meist im Waschzettel in französischen Handschuhen, bedeutet »waschbar«.
LAWN. Feine, weiche, reine Baumwolle.
KUNSTLEDER. Eine gemaserte Lederimitation aus Papier oder Stoff.
LEGHORN. Fein geflochtener Strohhut.
LINDE. Bemerkenswert gute, synthetische Saphire und Rubine.
LISLE. Stark gedrehtes Baumwollgarn.
LODEN. Grober, wasserdichter Wollstoff aus Tirol; beschreibt auch die Farbe »Lodengrün«.
LOUIS-XV.-ABSATZ. Geschwungener Schuhabsatz.
LUREX. Synthetischer metallischer Faden, wird sehr ähnlich wie Lamé-Faden verwendet.

M

MACKINAW. Eine kurze, schwere Jacke mit kariertem Futter, von Holzfällerkleidung inspiriert.
MACKINTOSH. Wasserdichter Mantel.

MAGENTA. Violettrote Farbe.
MAILLOT. Ein einteiliger Badeanzug, normalerweise gestrickt.
MAQUILLAGE. Französisch für Schminke. Manche amerikanische Kosmetikfirmen benutzen diesen Begriff, der auch auf importierter Kosmetik steht.
MARABOU. Weiche Schwanz- und Flügelfedern des Afrikanischen Storchs.
KASTANIENBRAUN. Eine mattrote Farbe, die entsteht, wenn Schwarz mit Rot gemischt wird.
MARQUISE. Ein länglicher, ovaler Edelstein, normalerweise Diamant oder Strass.
MARQUISETTE. Ein offener Stoff aus Seide oder Baumwolle, manchmal beide zusammen.
MATARA. Dunkelbraunes Robbenfell.
MATTES FINISH. Stumpfe, unpolierte Oberfläche.
MERINO. Feine Wolle des Merinoschafs.
MIDNIGHT BLUE. Das dunkelste Blau.
MOIRÉ. Ein wässriger oder wolkiger Effekt auf weichem Stoff.
MOLESKIN. Weiches, schillerndes, gut zu färbendes Fell.
MONK'S CLOTH. Ein schwerer, roher Stoff mit Schachbrettmuster.
MOUSSELINE DE SOIE. Ein durchsichtiger Seidenstoff, gleichmäßig gewebt, mit einer festen Oberflächenstruktur.

N

NINON. Ein stabiler, französischer Chiffon, steifer als normaler Chiffon, mit klarer, transparenter Oberfläche.
NORFOLK-JACKE. Eine einreihige Jacke mit Gürtel.

O

OBI. Ein breiter japanischer Kummerbund.
OPERN-PUMP. Einfacher, klassischer Pump.

P

PAGODA-ÄRMEL. Eng an der Achselhöhle und von dort aus immer weiter werdend.
PANTOLETTE. Schlafzimmerschlappen, die hinten offen sind.
PASSEMENTERIE. Zopfstickerei und Borten.
PEAU DE SOIE. Feste, haltbare Seide in Köperbindung, die eine matte satinähnliche Oberfläche hat.
PEIGNOIR. In Frankreich ist das ein Frottee-Bademantel, der nach dem Baden statt Handtuch benutzt wird. In den Vereinigten Staaten ist es ein Negligé.
PIN TUCK. Am engsten anliegend.
PINWALE. Sehr fein gerippter Cord.
PLISSEE. Französisch für »Falten« aller Art.
PLISSEE-CRÊPE. Crêpestoff mit einem gekräuselten Seersucker-Finish.

PRIMEL. Grünliches oder rötliches Gelb.

R

RAGLAN. Lockerer Mantel, dessen Armlöcher vom Nacken ausgehen.

REDINGOTE. Dreiviertel- oder komplett langes Kleid oder Mantel, die offen über einem Kleid oder einem passenden Slip getragen werden.

RESTSTOFF. Mehr als fünfzig Zentimeter von einem Stoff, weniger wird als »Abfall« bezeichnet.

RITTERSPORN. Eine hellblaue Farbe mit einem leicht grünlichen Schimmer.

ROBE. Hochtrabender Name für »Kleid«.

RÖMISCHE STREIFEN. Normalerweise breite Streifen in verschiedenen Kontrastfarben.

RUBBER-PROOFED. Kombiniert mit Gummi im Herstellungsprozess des Stoffs.

S

SCHATTENSPITZE. Verschwommene Spitzendesigns, maschinen- oder handgefertigt.

SCHIFFLI. Eine maschinengefertigte Stickerei, die wie Handstickerei aussieht und aufwändige Stickerei in gemäßigter Preisklasse möglich gemacht hat. Handgemacht ist sie unerschwinglich, doch üppige Schiffli-Stickerei kann sich über den Stoff ziehen oder nur dekorative Akzente setzen.

SCHILLERND. Beschreibt Stoff aus verschiedenen Farbfüllungen, der einen changierenden Effekt erzeugt, wenn der Stoff sich bewegt.

SCHILLERNDE SEIDE. Stoff mit verschiedenfarbigen Schlussfaden, dadurch verändert sich die Schattierung, wenn sich der Stoff bewegt.

SCHLITZ. Schnitt im Stoff eines Kleidungsstücks, den Saum entlang.

SEGELTUCH. Die schwere Beschaffenheit eignet es für Segel, Zelte und Hauseinrichtung; in leichter Ausführung für Sportkleidung.

SKIMMER. Segelhut, normalerweise aus Stroh, mit einer weiten Krempe und flacher Krone.

SLIPPER-SATIN. Sehr starkes, haltbares, eng gewebtes Satin.

SPANISH LACE. Aus Spanien, mit einem floralen Muster.

SPENCER. Kurze Jacke, häufig mit Fellbesatz.

SUPIMA. Baumwollstoff, der haltbar und glänzend ist und sich wunderbar waschen lässt.

SURE. Weicher, leichter Köper aus Seide oder Wolle.

T

TAILLE. Physisch ist es der Teil Ihres Körpers zwischen Brust

und Bauch. In Bezug auf Mode bezeichnet es vielleicht einen Stil, der die Taille durch ein Band oder anderes Mittel betont.
TAUPE. Dunkelgraue Farbe, häufig mit Brauntönen.
TERRAKOTTA. Orangerötliche Farbe.
TOQUE. Ein kleiner, eng anliegender Hut ohne Krempe.
TREWS. Tartanhosen.
TRICOT. Stoff, der so gewoben ist, um gestrickt auszusehen.

U

ULSTER. Langer, weiter, schwerer Mantel.
UMGEDREHTE FALTEN. Umgekehrte Kellerfalten.
UNBEARBEITES GEISSLEINLEDER. Ziegenleder, das an der Hautseite mit einem Wildlederprozess bearbeitet wird.
UNCUT VELVET. Samtstoff, an dem die Webösen intakt sind, was eine flauschigere Oberfläche ergibt.
UNGEBÜGELTE FALTEN. Falzen, die Falten ergeben, aber nicht genäht oder gebügelt sind.

V

VAT-GEFÄRBT. Farbbearbeitung, die den Stoff widerstandsfähig gegen Sonne und Wasser macht.
VIKUNJA. Sehr teurer Stoff aus der Wolle der lamaähnlichen Vikunjas, die in den Anden grasen.
VOLANT. Ein geraffter Streifen passenden oder kontrastierenden Stoffs, der am Ende eines Kleidungsstückes befestigt wird.

W

WALDGRÜN. Sehr dunkles Grün.

Z

ZIEGENLEDER. Gebräuntes Ziegenleder.

ZIEHHARMONIKAFALTEN. Messerscharfe, klingenbreite Bundfalten, die sich wie ein Akkordeon schließen, wenn sie nicht getragen werden.

Außerdem sind hier zwei meiner liebsten Ausdrücke der Seventh Avenue, die Sie vielleicht nie sehen oder hören werden – außer Sie besuchen das »Garment Centre« in New York:

GREEN ROOM. Ein Ausdruck am Zahltag für »die Bank«.

DER DIE KLEINEN SCHECKS UNTERSCHREIBT. Der Boss!